U0038076

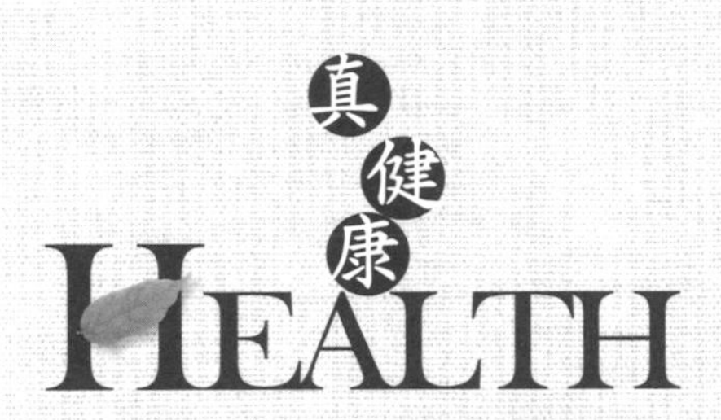
真健康
HEALTH

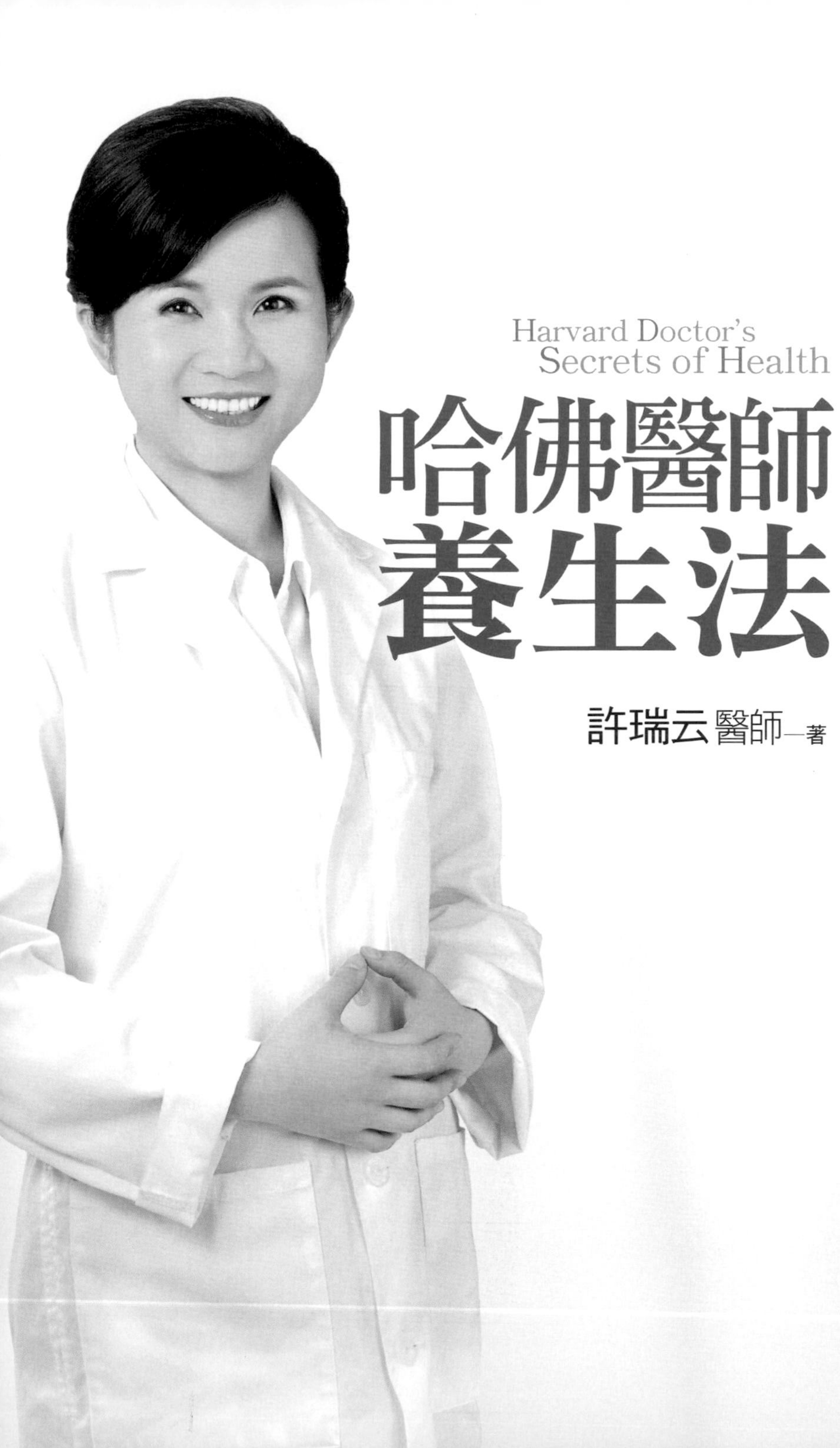
Harvard Doctor's
Secrets of Health
哈佛醫師
養生法
許瑞云 醫師—著

推薦序

許醫師改善了我的腸胃毛病！

職業婦女／小S

說實在的，我以前是個不熱中養生的人，我覺得人生短暫應該要活得暢快，如果不能大口吃肉、大口喝酒，此生不是太無趣？那活得久卻不自在，不如短命卻隨心所欲。

嘴巴上說得好像很帥氣，但身體卻帥不起來，幾乎每個禮拜有三天都在胃灼熱，永遠有打不完的嗝，卻始終無法把肚子那股脹氣給打出來，老公常建議我請教許醫師（我大姑），但總覺得萬一被規勸要開始養生是一件非常可怕的事，所以總是推託，直到有一天，跟她聊到感謝食物的想法，我才徹底領悟。

她說如果你拿兩片吐司做實驗，一片每天罵它，一片每天讚美它，被罵的那片會比較快發霉，被誇獎的那片則會比較新鮮，聽起來是挺荒謬的。我也沒真的去罵吐司，實在不知道要罵它什麼？吐司，你這個爛貨，我恨你？

但我喜歡這個想法，於是我開始實行許醫師的養生法，其實很簡單，我抱著感謝的心情喝蔬果汁，不再對它皺眉，抱著感謝的心情吃蔬菜，不再詛咒它，不再覺得少吃肉是折磨，吃到清淡的食物也覺得是一種難得的放鬆，當老公叫我早睡早起的時候，我覺得他真的很愛我。

現在我胃的毛病改善很多，身體覺得很清爽、乾淨，心情覺得很平靜、踏實。此刻，我知道自己是真的在享受人生，而不是在耗損生命。

許醫師其實是教我養心，心健康、開放，才能真的養生。

在此奉勸我媽，她還在用超級負面情緒看待養生，每次勸她吃健康一點，她就開始大吼：我要活得灑脫，少拿那些來煩我，我寧願早死！如果台詞能改成：真的啊？我們一起來試試吧！人生會有不同的樂趣喔！

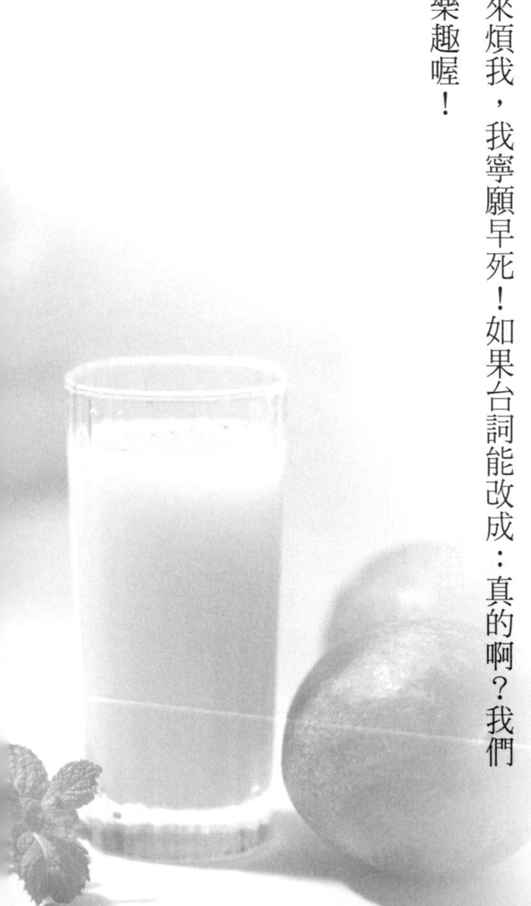

推薦序

近二十年不用健保卡看癌症及感冒

生機飲食達人／李秋涼老師

首先想感謝我的寶貝先生——黃茂盛老師，由衷地接受了我得癌症這件事！他經常在公開的演講、飲食諮詢中，用他自己的身體力行及我的癌症案例鼓勵病人與家屬勇於面對身體的問題。他也時常謝謝我，因為這二十年來，我從不放鬆飲食自律，及早休息靜下來，早早起床動起來。而且無論走到哪裡都帶著健康飲食的觀念與大家分享，特別是辦活動、講課時，介紹健康飲食相關活動與課程，在講課中的點心及餐點也一定是「生機幸福餐」。然而，也就是在一次分享「生機幸福餐」中，羅師兄介紹《哈佛醫師養生法》的作者與我認識，促成了這次的交流。也因為她熱愛自然療法與生機飲食，所以將身體保養得非常得宜，看起來年輕、漂亮。

這陣子拜讀了許醫師的大作好幾次，內容確實實在，且實用性很高。許醫師是一位行動派的醫師，對於養生、食療都親身力行，完全自己親身體驗。能夠完成此書並不全因她的學歷豐富，而是因為藉由她自身的經驗與工作慢慢累積相關的知識所寫出來的！因此，在台灣的這塊土地上又多了一位為我們健康把關的貴人。

最近我很榮幸與許醫師在電話中談了好幾次話，交談中，許醫師非常親切、有禮，與之暢談養生之道非常契合、愉快。這樣一位優秀、資歷完整，再加上身體力行的醫師所寫出來的文章，是真的、是活的！值得買回來當生活手冊。但願有一天可以為許瑞云醫師整理三餐飲食法，落實在三餐中。

我們一起祈禱吧！

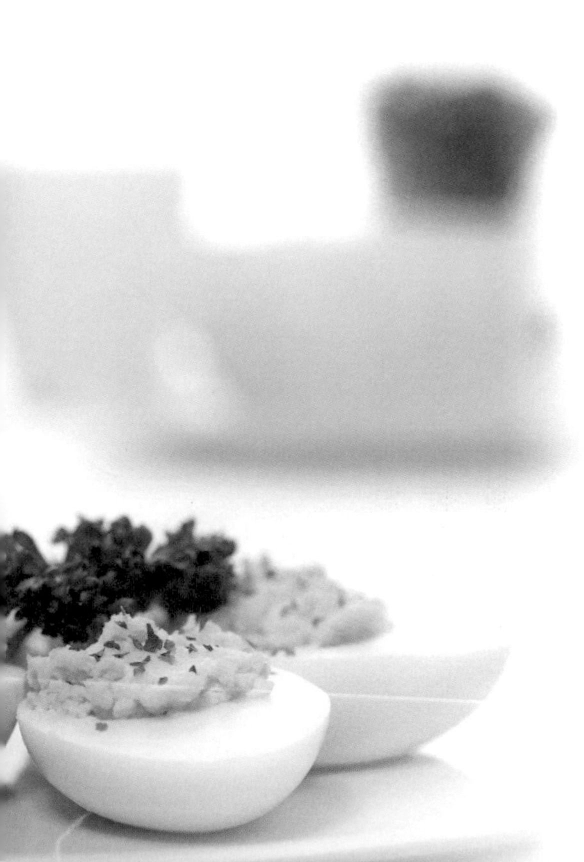

推薦序

治療要從源頭開始

佛教慈濟基金會醫療志業執行長／林俊龍

西方人說「you are what you eat」，確實是如此，人體的生長、運轉，自從出了娘胎以後，全靠吃來的。在食物中，可以提供給我們生長、修復、新陳代謝以及能量所需的，叫做養分，養分分成水、礦物質、蛋白質、脂肪、醣類（碳水化合物）、以及維他命等類，不同的食物所含養分的比例各自不同，如何攝取適量（不多不少）的各類養分是一門非常深奧的學問，不光光是簡單的營養學所能涵蓋的。

正常、健康的飲食對於身體的影響已經是如此，有了病的身體，飲食的影響更是複雜，中國人說「病從口入」，一點也不為過，飲食的不均衡（或太多、或太少）會影響人體的種種功能，如：成長、修護、運動，甚至於對外來異物入侵的抵抗力，進而造成疾病。所以治療要從源頭開始，而飲食的失衡常常是致病的最主要原因，現今常見的文明病如：高血壓、糖尿病、高血脂、中風、心臟病、甚至於癌症，莫不與飲食有密切的關係。

自古至今，飲食文化的演化，從吃得飽、到吃得好、到吃得健康、吃得環保，如何在口慾與健康的飲食形態中取得平衡、恰到好處，不是一件容易的事情。

所謂營養不良，大體上可以分做攝取養分太多、太少或者不均衡（有的養分過多、有的養分不足），現今已開發國家常見的營養異常，以營養太過量以及不均衡為主，如何避免這些問題，是當今重要的課題。

許瑞云君以多年鑽研營養學、中、西、預防醫學的理論基礎，以及個人親身力行自然飲食的心得，再加上多年照顧病人，歷經各種不同臨床實例，累積了許多寶貴經驗，百忙之中著作成書，得與大家分享，嘉惠普羅大眾，可喜可賀，故樂為之序。

唯有從飲食入手，才能夠治本！

中華民國能量醫學學會創會會長／鍾傑

上帝太忙無法照顧到每一個人，於是創造了母親。偉大的母親在賦予我們生命的同時，也用她慈祥的眼神，教會了我們做人的道理，那就是到處充滿著關愛與無私的奉獻。上帝為了教我們愛護生命，又創造出醫生。讓我們看見許多好的醫生為了自己的病人，會不惜一切代價，付出自己畢生所學去保護病人，甚至把自己的體驗無私地去照顧病人。從許瑞云醫師《哈佛醫師養生法》一書中，看得出她是一位受到完整營養學教育、心胸豁達的好醫生，也是一位肯學習、又細心的偉大母親。

當今的醫學教育挾尖端高科技優勢的發展，理所當然地很容易造就「唯我獨尊，自傲不凡」的性格，加上中醫「醫不叩門，道不輕傳」的古訓，使醫者很容易就患上「自大自傲、故步自封」的缺點。幸好、在四十年前我領悟到醫學院老師的教導「醫生的話聽一半就好」的真義，開啟了我的思惟，打開了自傲閉鎖之門，也走上了回歸自然之路，善用天賜的飲食營養。運動和醫療只能治標，要找尋治本的方法，唯有從飲食入手，研究和選擇最適合人類健康的食物，才能激發起天賦的自癒本能。後來創立了能量醫學學會，才開啟了自然醫學的領域。許醫師得天獨厚，能先學習到營養學的背景，在對飲食方面有充分的理解後才去學醫，學醫後又理解到人體的奧妙，注意到自然的康癒力，才發現自然康癒的能量是來自飲食。繞了一大圈終於又回到自然醫學的原點，將複雜難理解的醫學回歸到「醫食同源」、「食療勝於藥療」的境地。在這段過程中讓她深深感受到現行醫學的無知與無奈，而這些無奈，往往只要順服自然、在一些日常生活上習慣加以注意或改變，就能輕輕鬆鬆地扭轉生命危機的事，卻要大費周章，弄得「終生遺憾」。打從這個時候起，她慢慢學到了「凡藥皆有副作用，能不用時就不用」的箴言。有人戲說「在醫師的白袍背後都跟著一批枉死的冤魂」。如今許醫師用藥少了，冤魂也就少了、負擔輕了，心性自然寬闊，才能熱心包容，才會以感恩的心來快樂助人。許醫師，別辜負了老天對妳特別的偏愛，盡心盡力，發揮妳的天賦專長，做個精通飲食養生的好醫生，好好的感恩回報吧！很多人都會因此受益的。

中華民國九十八年五月三十日序于永和

願此書幫助更多人活得健康快樂

在行醫的過程中，我看過許多的病苦折磨，長期臥床的無奈，照顧親屬的身心俱疲及親人永別的椎心劇痛；也見到許多人因生活習慣、飲食及心靈上的轉化而重拾健康，活得清安自在又快樂，也活出生命的意義與價值。

雖然大家都知道預防甚於治療，但有些人不清楚怎麼去做，有些人則認為自己還很年輕，防老保健是很久以後的事，所以不注重健康。但是現代環境污染與飲食的惡化、加工品的氾濫、菸酒毒品的濫用，加上心靈上的壓力、煩惱等等……以至於很多慢性疾病都普遍年輕化。

詢問多數受病痛折磨的病人，雖大都悔不當初，但常常為時已晚。於是我常常在想，如有機會早些遇見他們，能及早規勸他們做改變，讓他們健康快樂，不知該多好啊！行醫者最大的痛苦莫過於看到病人及其家屬因病、死而痛不欲生，但自己所能做的卻極有限；而最大的快樂與安慰莫過於看到病人及其家屬因做了改變而重拾健康快樂。

本書中所用的例子（為保護病人的隱私權，已將病人的背景稍做更改），他們每次回診與我分享他們身體或心靈的改變都會帶給我極大的喜悅與滿足。也因此，我在美國開始了一場接著一場的演講，跟大家分享如何吃出健康，並活出健康快樂。但因演講相當耗時、耗力，而且受時間限制也無法講得很完全，所以常有聽眾問我有沒有出書，也有人很熱心地想幫我把演講內容整理好來出書。但也因人在國外，種種因緣未具，一直等到回國後，看到台灣的飲食及生活種種問題與國外比起來，有過之而無不及，才開始著手寫書。

此書能成，我滿懷感恩。除了感恩有小S的母親徐媽媽介紹我認識平安出版，也很感恩他們願意幫助出版此書。另外在學醫的過程中，我有幸遇到了許多的良師，他們的身教及言教指引著我，對他們我有無限的感恩。我的知識成長來自於各界的醫學教授們及另類醫學的老師們，而幫助我經驗成長的良師則是我的病人，沒有他們的病苦，也不會有我成長的空間及動力，對他們我的感恩更是無限。我非常有幸在人生的旅途中，遇到多位心靈上的導師，他們幫助我活出深度和廣度，也活出快樂和意義，對他們最好的回報只有把他們給我的無價之寶分享給大家。

最後，我要感謝家人多年來的付出、陪伴與支持，尤其是我的父親，在我有記憶以來，就以身教讓我了解何謂良醫，也讓我明白人只要有能力就應協助他人，這是本分。希望此書可以幫助更多的人活得健康快樂，遠離煩惱及痛苦，更希望我們的社會都能人人互助、互愛。

前言

在一個有眾多名流出席的晚會上，鬢髮斑白的巴基斯坦影壇老將雷利拄著柺杖，蹣跚地走上台。主持人開口問道：「您還經常去看醫生？」

「是的，常去看。」

「為什麼？」

「因為病人必須常去看醫生，醫生才能活下去。」台下爆發出熱烈的掌聲，人們為老人的樂觀精神和機智語言喝采。

主持人接著問：「您常請教醫院的藥劑師，有關藥物的服用方法嗎？」

「是的，我常請教藥劑師，有關藥物的服用方法，因為藥師也得賺錢活下去。」台下又是一陣掌聲。

「您常吃藥嗎？」

「不，我常把藥扔掉。因為我也要活下去。」台下更是哄堂大笑。

這個簡單的小故事很深得我心。因為老人家的心態非常健康，他不僅傳達了生病要看醫生、請教藥劑師服用藥物的正確觀念，同時也提醒大家「常吃藥」並不是維持健康的最好方法。擁有一顆善念的心，愛自己也愛自然環境，食用自然、健康的好食物，自然能夠擁有健康的身體。這個觀念，大部分的人都能夠贊同，也願意為了維持身體健康而付出努力，然而，很多人卻仍吃出一身病來，原因就在於「不知道該怎麼吃」，這也是這本書的出版動機。

以台灣人的主食「米」為例，自然醫學鼓勵大家吃糙米，因為糙米營養豐富，但是以中醫的角度來看，糙米不好消化，比較耗胃氣。同樣一個食物，卻有不同的說法，到底誰是誰非？其實，雙方說得都對，只是考量的角度不同，比較完整的建議是「多吃糙米有益健康，但胃功能較差的人應該將糙米泡過夜後再煮食（如果天氣太熱，大於28℃，需要存放在冰箱泡），或者吃胚芽米，如此才能兼顧營養與消化。」除了糙米以外，其他食物也是一樣。

我自己本身是西醫體系出身，但也在其他醫學領域習得好處，比較鼓勵人們以多角度的思考方式來看待飲食與健康。就好像糙米對某些人來說很好，對胃不好的人卻反而造成傷害一樣。本書希望提供的是一個兼具修心、崇尚自然、營養與因應各種不同身體狀況的飲食指南。在此與各位讀者分享個人的習醫背景，讀者也可以藉此了解，為何我不喜歡開藥，總是鼓勵大家從自然的新鮮食物中攝取營養的原因。

我在UCLA大學主修運動神經學（Exercise physiology），當時對營養學及維持身體最佳體能狀況特別感興趣。研究所時在哈佛攻讀營養學和流行病學博士，受到我們系主任很大的影響。基本上，我們系主任是「I do what I teach」的典範，他教學的內容幾乎就是他平常的生活方式。「什麼該吃，什麼不該吃」，他都做得非常徹底。這幾年來引起大家注意的奧米加三脂肪酸（omega-3，可抵抗癌症，減少血栓塞）或反式脂肪酸（吃多會增加壞膽固醇，提高心系血管疾病的機會），他在十幾年前就已經開始宣導，是一位非常有前瞻性的老師。

原本，習醫並不在我的人生規劃裡。但我在鑽研營養學時對病人諮商非常感興趣，透過一次又一次地諮商，我不禁想著：「當一個醫生應該可以幫助更多的人。」漸漸興起了當醫生的念頭，於是繼營養學和流行病學之後，又進了波士頓大學醫學院攻讀醫學，並在哈佛大學附屬的Beth Israel Deaconess Medical Center（BIDMC）接受住院醫師的訓練，之後成為Massachusetts General Hospital（MGH）的主治大夫和哈佛醫學院的講師。

當時，我專攻內科和預防醫學。由於哈佛教學醫院是全球屬一屬二的醫院，很多國家醫不好的病都會轉到哈佛教學醫院，因此，我有機會看到各式各樣不同的疾病，也注意到很多疾病與病人本身的心念很有關係。後來，哈佛成立了身心診療中心（Mind and body institute），該中心專門用呼吸、靜坐、冥想以幫助身體放鬆，還有調節焦慮、憂鬱、失眠、停經的症候群。我發現，如果病人配合度高，診療效果也比較好。也就是在這時候，我接觸了中醫與自然醫學。基本上，我是觀念比較開通的人，當我發現西醫療法已經無法幫助我的病人時，我會建議他們試試中醫、針灸或自然療法。因為我的態度如此，當病人在網路上找到一些對病情有幫助的療法後也會跟我一起討論。在這個過程中，我反而從病人身上學到更多。

因有營養學的背景，我自己本身在飲食方面的理解很強，此時再去研究自然療法，很容易入手。加上，我長期打坐、氣脈流通，氣的原理、能量醫學等等領域的知識，也滿容易可以理解跟入門。因此，我在西醫之外，對於中醫與自然療法、能量醫療也頗有涉獵。

當我學習得越多，越理解到人體的奧妙。身體本身即具有自我康復、修復的能力，即使生病了，也仍然具有自癒的能力。譬如，身上不小心割了一刀，結痂後慢慢就會復原，這並不是醫生看好的；手術後縫了線，身體也會慢慢癒合。一般人常有的感冒，如果是病毒性感冒，西醫也沒有藥可以治療，頂多只是開一些舒緩症狀的藥，真正驅趕病毒的還是自己。身體任何康復的過程，靠的都是自體免疫。然而，為什麼現代人的生活條件越好，病症卻越來越多，罹癌年齡也越往下降，身體甚至失去自我修復的能力？

追根究柢，原因是大部分的人都不知道如何善待自己的身體！在我的行醫生涯裡，看過太多「病從口入」的例子，早餐沒吃、晚餐吃得多，加上晚睡，長期下來就是慢慢耗損自己身體的能量。試問，當身體的能量越來越低，又如何能夠自我修復呢？

心念，也是維持身體健康的一個重要關鍵。波士頓醫學院曾經針對百歲人瑞做過一個研究，加上我自己也有好幾位百歲人瑞的病人，他們都有些共通點：「很快樂、愛助人、人際關係良好、心性寬大，不大會跟別人計較。」這些都是構成長壽的要素。因為他們的心中充滿愛，能量很高，身體自然不容易生病。

在正式進入本書之前，先與各位讀者分享一位我相當欣賞的百歲人瑞，她的名字叫許哲，原本是天主教的修女，晚年接觸到佛教後皈依三寶。她今年一百一十歲，仍耳聰目明，走路不需要枴杖，是新加坡國寶級的人物。她的一生相當奇特，二十七歲上小學，四十七歲學護理，六十七歲獨力創辦養老病院，六十九歲學瑜伽，九十歲學佛。她的各種學習都比別人晚了一步，卻總是抱持著樂觀積極的態度生活著。她健康快樂的秘訣，只有一個字，就是「愛」！

她出身貧寒，自奉甚儉，一天只吃一餐生果蔬菜，衣服都從垃圾堆撿拾，卻把身邊所有金錢財物捐助給需要的人。她不僅在新加坡蓋養老院，還到馬來西亞、泰國、緬甸去協助當地的慈善機構設立養老院。

一百一十歲的許哲，從外貌上看來卻像是六、七十歲，一頭銀白短髮，皮膚光滑、耳聰目明、手腳俐落，她的精神、體力不輸一般年輕人，尤其她柔軟的肢體示範瑜伽動作時，更是令人屏息稱歎。她透露她的長壽之道是，「今天起來今天做工，不停地做工，做人間的義工。」她每天必做的事，就是靜坐、布施、閱讀、運動、吃生果蔬菜。同時，她不惡口、不發脾氣、不猛火煮食、不吃肉、不沾咖啡、茶、酒。所以，身心能常保平靜、喜悅。

許哲的故事，感動了很多人。她的身體、心靈，都非常地健康。她崇尚自然的生活方式，可說是我出版此書希望達到的目標。很多人都是因為大病一場，整個人生觀因而改變，開始過著簡單、自然的生活。但是，需要等到那個程度才想到做改變嗎？是不是可以及時改變而不用受病苦的折磨呢？西方有句諺語「及時一針省九針」，就是勸人及時行事，比事後收拾來得事半功倍。

其實，80％的疾病都是可以預防的。這本書要跟大家分享的，就是提供一套正確的飲食觀念，讓身體能量俱足；即使已經生病，也能夠進一步地調整自己的飲食，讓自己的身體回復到最自然、健康的狀態。

目錄

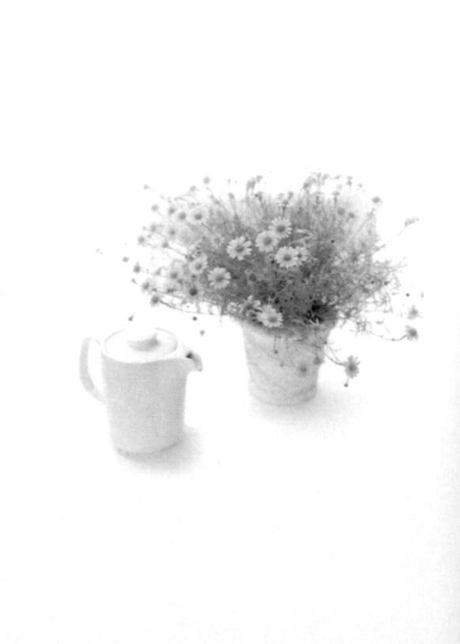

第1章 常常檢視自己的飲食習慣

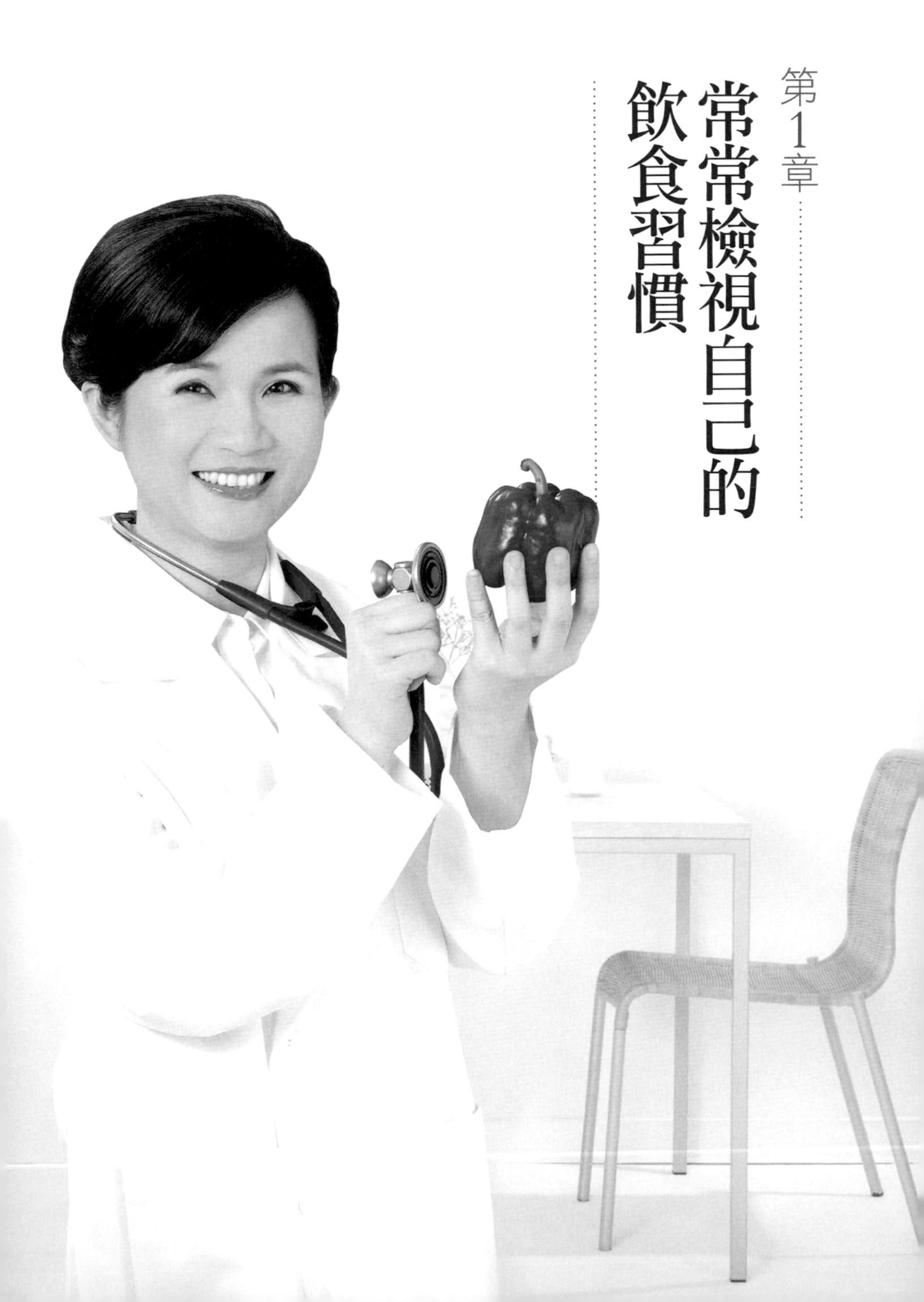

生活習慣及飲食觀念，深深地影響著一個人的身體健康。很多人因工作忙碌三餐不定時，閒暇時喜歡呼朋引伴去吃大餐，感覺上好像是在犒賞自己，其實是一種傷害身體的行為。以台灣上班族普遍的生活習慣來看，經常外食、缺乏運動、長期待在冷氣房裡，身體抵抗力會越來越弱，容易疲累也經常感冒。為了解決這個問題，常常聽信偏方或買維他命、健康食品等食用，以為透過這些補品就可以增加身體的免疫力。其實，這些都不是善待身體的正確方式。

愛自己，才是善待自己最好的方法。如果愛自己，很多不正確的行為不會再發生，身體也可以感受到自己的心，慢慢地回復到它本來的樣子。本書一開始針對幾個常見的錯誤觀念或生活飲食習慣，提出了幾個問題。建議讀者，常常檢視自身這些問題，看看自己是否善待自己的身體，是不是應該調整一下比較好呢？

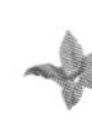

你有好好地吃飯嗎？

早餐沒吃、暴飲暴食、重消夜、忽冷忽熱、倉卒進食……等，都是現代人普遍存在的錯誤飲食習慣。吃得太多、吃得太快或吃得不專心都是導致腸胃出毛病的原因，在不對的時間吃飯更是個致命傷！

吃飯時間不對，小心成為新陳代謝症候群

大部分的人習慣將晚餐當作主餐，吃了很多但身體沒有辦法像白天一樣消化掉熱量，卡路里就慢慢地堆積起來，而且多數都堆積在中圍，而形成了蘋果型的身材，對於糖尿病、高血壓及心臟血管疾病等都是很大的危險因子，也就是現在的新陳代謝症候群。

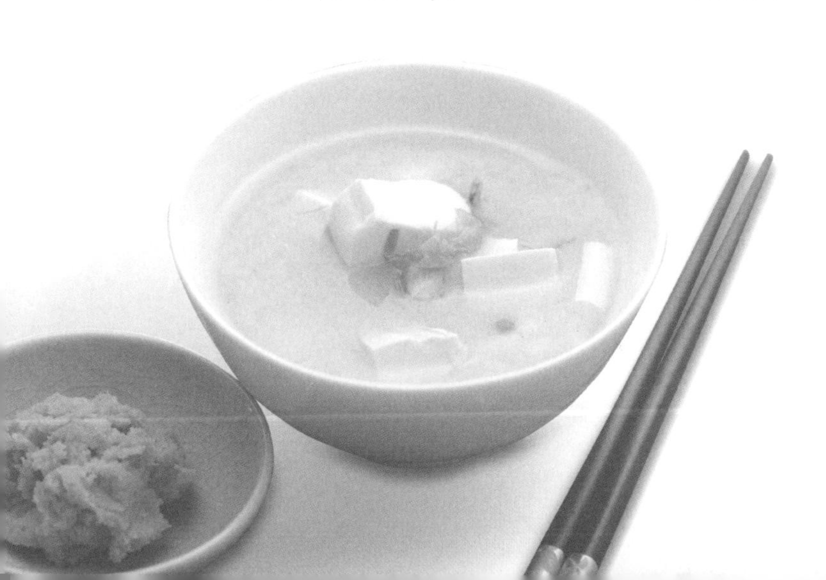

吃需要的食物，比吃喜歡的食物重要

有位媽媽帶著她的兩個孩子前來求診，母子三人都很胖，而且營養不良。老大小學六年級，有過動的傾向，小小年紀不但有脂肪肝，尿酸、膽固醇、三酸甘油脂也過高，走路都會喘。老二才小學二年級，很愛吃肉，不肯吃菜，三酸甘油脂也偏高，脾氣不好又很沒有耐性。

我與這位媽媽討論他們的飲食習慣，發現他們家大部分是吃外食，而且學校老師會以糖果作為獎賞，兩個孩子都吃了很多沒有營養的卡路里。由於過動兒與防腐劑、色素等有關，於是我請她與學校老師商量，以後不要再給孩子糖果，如果孩子想吃零食，也只能給水果。同時，我對老大說：「聽說你在學校都被笑小胖子，你想不想瘦下來呢？如果你再不瘦下來

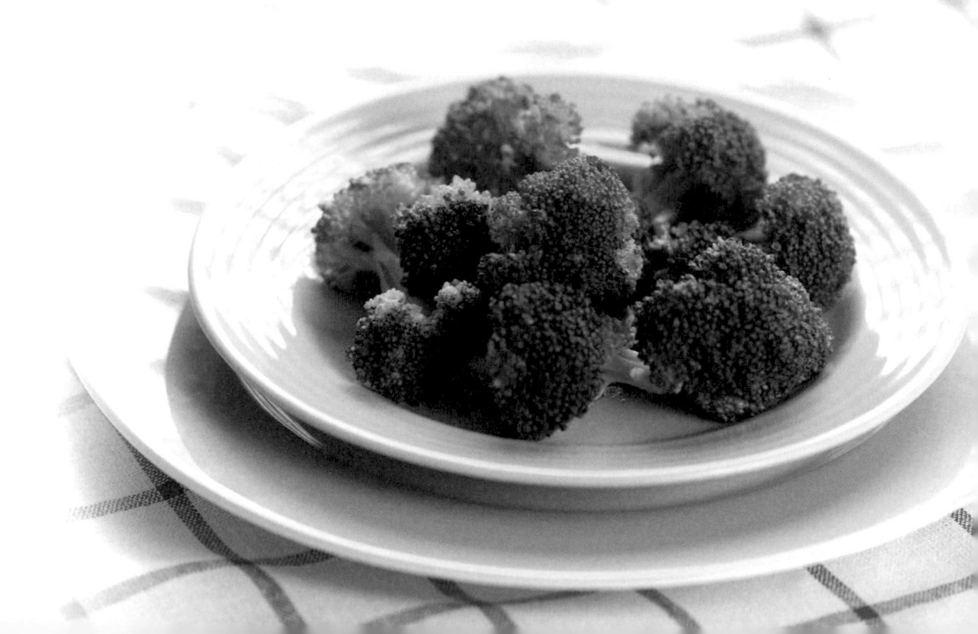

的話，以後就變大胖子喔！」

兩個孩子大概是不想再被同學笑了，他們不再偏食，不但避免甜食也吃蔬菜水果。一段時間後，原本過高的指數很快就降下來，精神也比較好，孩子也變得較有自信了。

均衡的飲食對正在發育的孩子來說非常重要，四肢無力、精神委靡、過動兒、自閉症等等，很多都是飲食出了問題。許多父母常抱怨孩子偏食，不知該如何是好。其實，孩子偏食大部分與父母的態度有關。很多父母會問孩子想吃什麼，盡量滿足他們的需求。然而，孩子只會挑他們想吃的東西，根本不會考慮到營養的問題，如果媽媽總是依照孩子的喜好做飯，孩子很容易營養不良。

其實，我們能以一個星期的營養均衡，作為買菜的參考。一般來說，一個星期需要三十到四十種不同的食物，如果買菜時已經計畫好未來一週的食物，不僅能夠兼顧到不同口味、顏色及種類，各種食物的營養成分也在自己的掌握之中。如果孩子挑食，不肯吃飯，那麼到下一餐之前，也不要讓他再吃其他食物，因為孩子餓了自然會吃父母準備的食物。然而，現在的孩子完全不愁沒有替代食物，正餐不吃、吃零食的孩子多得是，那種餓了才吃的本能也漸漸被扼殺。父母應該樹立一個好榜樣，不要偏食，讓孩子有個好模範，如果父母也飲食無度，孩子自然有樣學樣。

脫離甜食，遠離疾病

現代人嗜吃甜食，飯後甜點、餐間的零嘴、奶茶、下午茶，都脫離不了甜食。然而，甜食對身體實在是百害而無一利，是很多疾病的主因之一。（參考第三章關於「少吃糖，抗老化」。）

吃飯不可一心二用

很多人常常一邊吃飯一邊看新聞，如此不但會影響咀嚼，看到負面的新聞時還越看越氣，影響消化。因為當人的情緒氣憤時，交感神經一上來，副交感神經就會下去，而負責吸收消化的是副交感神經，所以比較不容易吸收與消化。因此，最好在輕鬆的環境下吃飯。如果情緒緊張、心情不好，倒不如先不要吃，等心情比較好了再進食，以免胃不舒服。

絕對要細嚼慢嚥

消化的過程從嘴巴開始。一旦食物進入嘴巴，即開始分泌唾液，唾液中含有消化酶，消化程序已經啟動。即使牙齒不好，將食物榨成汁後食用，進食時還是應該含在嘴裡並咀嚼一下才不會消化不良。

以感恩的心情進食

吃飯時要保持一個很喜悅、感恩的心，最好飯前感恩一下食物。想想供給我們食物的人，不論是農人的辛苦、賣菜人的辛苦、被我們吃的食物本身，我們都要存著一個很感恩的心情去吃它，也祝福它。當心靜平和，自然會細嚼慢嚥，不僅有助消化與吸收，內心的喜悅也會提高自己的氣場，提高食物的能量。我有一位朋友，原本不相信說好話可以改變食物的能量。後來，他對著兩碗白米飯做實驗，一碗說好話，一碗說不好的話。結果，七天以後，前者只有兩、三顆發霉，後者到第三天就已經黴菌遍布，從此他也就不再鐵齒。所以，基督徒的飯前禱告及佛教徒的飯前感恩，都是很有道理的。

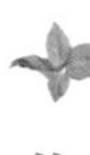

你是否知道生機飲食也會吃出問題？

生食的正確吃法

生機飲食，在台灣向來是個爭議頗大的領域。很多人因為生機飲食，治癒了難纏的疾病，但也有很多人因生機飲食而吃壞了身體。在我所接觸的病人中，很多人因為不懂得吃生食的正確時間，加上過量，以至於身體變得很寒，病痛一大堆。

我在美國時有位女病人，是個四十歲出頭的高級知識分子，平日相當重視養生。她聽說生機飲食好處很多，於是要求全家人一起進行生機飲食。沒想到，她生食了一段時間，胃脹氣相當嚴重，身體時感痠痛，體力也較差，氣色不好還很怕冷。

當她來做健檢時，是大雪紛飛的冬季。她跟我提到她的經期不順，我檢查了她的荷爾蒙，並沒有發現停經的跡象。於是，我和她聊起日常飲食，一聊之下，才知道她每天早上習慣將十幾種蔬菜水果及堅果打成精力湯喝，我告訴她：「吃生食要配合季節、天氣以及自己的身體狀況，吃得太寒反而不好。」同時，請她減少精力湯的量，一次只放兩、三種食材並加上暖胃的香料。譬如，一種水果加一、兩種菜，再加點薑（或薑黃）、泡過水的亞麻籽或堅果，而且只在中午食用。幾個月之後，她再回診時，氣色好很多，也不像之前那麼怕冷。

基本上，我並不建議生食，因為人體的胃喜歡溫暖的食物、而非冰冷的食物。任何古老醫學，包括中醫及印度醫學，它們都不贊成生食。印度的阿育吠陀提到prana（能量），中醫也講氣，意思是胃裡要有能量。吃生冷的食物，會降低胃的能量；越吃越寒，身體很容易出問題。尤其，在不對的時間吃生食，身體很容易變寒，缺乏元氣與火氣。

如果非得吃生食不可，提供幾個建議供讀者參考。

正午時間才吃生食

有些人一大早起床就喝冰涼的精力湯，午餐、晚餐也都以生食為主，身體因為太寒，臉色也顯得很不好看。其實，生機飲食要看身體的狀態，調整吃的時間及吃的方法。如果身體容易怕冷、常腹瀉或是舌苔很白，這些都是身體較寒的傾向，並不適合吃生食。

如果真的非採取生機飲食不可，建議在正中午吃。因為清晨、傍晚的時間，剛好是氣候轉換的時刻，早餐、晚餐不適合吃生食。同時，也得視季節、當天的天氣，來判斷是否可以吃生食。譬如，夏天非常炎熱的時刻，只要經過退冰的程序，早上也可以生食。然而，就算是炎熱的夏天，如果下雨、天氣有點涼，中午時分還是吃熟食對身體比較好，也較容易消化。

此外，胃不好的人最好不要生食。真要吃的話，只喝單一的水果汁或蔬菜汁就好，不要喝蔬菜及水果混合打成的蔬果汁。因為水果較易脹氣，最好避免兩種以上水果混打成汁，蔬菜則可以混吃，譬如：菜、紅蘿蔔或甜菜根，可以混吃。

祛寒的方法

生食易使身體較寒，記得要加一些老薑、枸杞、堅果或辛香調味料，或是熬一鍋能量湯（用老薑、帶殼的龍眼乾、紅棗或黑棗、黃豆芽，加上小火炒過的糙米一起熬湯三十分鐘，只喝湯，可熬煮三次。）等一起食用。且最好選擇中午時段，一天一餐生食即可，進入秋冬季節或是遇到陰雨天、大冷天，最好不要生食。幾種常用的辛香料包括薑黃、丁香、胡椒、辣椒、肉桂、大小茴香等溫熱的東西，但身體屬虛熱、實熱的人不適合吃。其中，薑黃是一個很好的抗發炎及抗氧化劑，丁香也具暖胃的效果，但是胃潰瘍、胃躁症、腸發炎者不適合使用丁香。另外，茴香油有不同程度的抗菌作用，也能增進食慾，幫助消化。小茴香有抗潰瘍、鎮痛等功效，但它較易發霉，食用時需特別注意。

清洗蔬果妙方

若要生食，清洗過程要特別留意，需將有可能沾附在果皮及蔬菜中的細菌、寄生蟲、黴菌等清除，否則很有可能引起感染。若打算不削皮就吃下整顆水果，建議用過濾可飲用的水，將蔬果一葉一葉、一粒一粒的分開洗乾淨，因為用自來水洗過的蔬果，氯就會附著在蔬果中。建議免疫系統較差的人或化療中的人，必須用滾水很快地燙過蔬果，都是可以考慮的方式。

適可而止，不可過量

生機飲食的好處在於食物的營養不會遭到破壞，缺點在於身體必須代謝那麼大量的金屬、礦物質和維生素，反而是個沉重的負擔。很多人一天三餐都採用生機飲食，不但太寒，維生素、礦物質也超過攝取量，身體器官既要吸收、又要排出多餘的營養素，是不是太折騰它了？而且，有些礦物質排不出去，留在身體裡也不是一件好事。我曾經看過某些人越吃臉越黑沉，有些女病人的月經甚至因此停止；也有人只吃生機飲食，可是還沒上年紀就得了癌症，這都是吃太多偏寒冷的食物。最好學會觀察自己的臉色，適時調整，並不一定吃多就是好。

穀類、種子，泡過再吃更好

穀類、種子發芽後能量多、易消化。如果要煮糙米粥的話，可以先將糙米泡到快發芽或是已經發了一點芽再煮，這樣有助於消化、吸收。因為種子本身就含有消化自己的酵素，它在發芽的時候，養分較容易釋放出來。

糙米、大麥、小麥等穀類都滿適合泡過後煮來吃。泡四個小時，如泡過夜需放冰箱，尤其是夏天。葵花子、南瓜子、杏仁、核桃等堅果類，建議買生的，泡過夜後可以直接吃，不用煮沒關係。至於泡過種子的水可以直接用來煮食，不需倒掉。

冬天的時候，因為室溫比較低，發芽堅果不適合生吃，我通常將泡過後的堅果放在熱粥上一起吃。如果天氣涼的中午要生食，也建議加一些薑或辛香調味料，避免太寒。

發芽的豆類避免生食

基本上，發過芽的豆類營養價值很高，也很容易消化吸收。但是，它並不適合生食。很多生機飲食者提倡生食發芽的豆類，但是，就西醫的觀點來看，很多豆類都是不能生吃的，就算是發芽後也一樣，因為豆類或多或少都含有phytohemagglutinin（植物血球凝集素，植物血凝素），它會造成噁心、嘔吐、腹瀉及腹絞痛等等，尤其是蠶豆（kidney bean）的含量最高，應盡量避免。一般人很喜歡吃的苜蓿芽，裡面也有phytohemagglutinin這種成分，如果不常吃，身體可以自然代謝。不過，很多人每天大量的吃，其實對身體是個很大的負擔。

在所有發芽豆類裡，唯一可以生食的只有綠豆芽，其他都需要煮過。此外，由於豆類具有phytohemagglutinin的物質，泡過豆類的水一定要倒掉，不能直接拿來煮食。

社會上有個迷思，很多人宣稱是靠著生機飲食治癒疾病的。但是，我們仔細觀察，這些生病的人，除了重新檢討自己的飲食以外，他們的作息、睡眠、運動和心靈也做了很多的改變。因為這些生病的人開始大量閱讀，開始檢討自己「我的身體為什麼出了錯？」他們捨棄了大魚大肉，選擇了少污染、少加工的食物，再搭配早睡早起、運動、減少心理壓力和思想障礙、心存善念，讓身體回復到他們原本需要的狀態，身體才慢慢痊癒。

因此，與其說是生機飲食治癒了難纏的疾病，倒不如說是這些人已經深切地體認到「身體的需求」。他們的心念改了，摒棄過去那些引來疾病的錯誤生活方式，重新認識自己的身體，讓身體自我修復的能力發揮作用，疾病自然遠離。

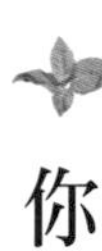

你喝對水了嗎？

現代人習慣喝各種飲料，卻偏偏不愛喝水，這實在是一種非常錯誤的壞習慣。因為人體60～70％都是水，不管血液運行、排毒、排汗、排尿等都需要靠水來進行。如果喝水不足，體內的廢物將很難排出去，身體就會處於一種比較累的狀態。但是水喝得不對，也會產生疾病，因為水是許多傳染病的媒介，災區就是最明顯的例子。可怕的是，現代的環境污染越來越嚴重，即使將自來水煮沸也是不夠的。美國有研究報告指出，現代人濫用西藥，他們測出自來水裡竟然含有一些抗生素、荷爾蒙、抗癲等藥物，有些來自畜牧業的污染，有些是人類所製造的，水污染非常嚴重。所以，認識水的本質，以及買一個好的淨水器是很有必要的。

好淨水器的條件

1. 最好能夠濾掉大部分的氯、重金屬、細菌、病毒。但要注意是否能夠保有礦物質，好讓水呈現鹼性。

2. 容易清洗，有固定的濾芯。
3. 一般逆滲透的淨水器，過濾得很乾淨但許多礦物質也一起被濾掉，必須再加上深層海鹽或海洋礦物質，以補充礦物質。
4. 陶磁式淨水器，需考量濾芯的孔有多大。孔的直徑最少要在0.2～0.5micron（微米，百萬分之一米）之間。孔越小，能濾掉比較多的病毒、細菌、寄生蟲和雜質。
5. 電解水淨水器，並沒有降低石灰質的濾材，抑菌功能也堪慮。
6. 活性碳可以過濾掉雜質，但是濾芯的孔較大，細菌、病毒等許多該濾掉的東西都還在，有的也還聞得到氯氣的味道。

好水的標準

1. 我們人體的PH值是7.4，好水指的是稍稍偏鹼性，與人體PH值類似。像蒸餾水和逆滲透的水其PH值是7，對身體而言偏酸性，最好不要喝。因為長期喝偏酸的水，可能造成身體酸化、容易引起身體病變。
2. 保留原水豐富而完整的微量礦物質。
3. 無農藥、重金屬或化學毒素汙染。

多喝水，多健康

現代人喝很多加了糖、碳酸的飲料，或者加了大量的色素和代糖的果汁，對身體傷害很大。建議以好的水為主，其他的補氣飲品為輔，是比較安全的。譬如，冬天時可以喝人參茶補氣（火氣大、燥熱者不宜），黃耆枸杞紅棗茶則是適合平常溫補的飲品。

建議養成自己帶水外出的習慣，盡量少喝外面賣的瓶裝水。因為瓶裝水的製造及運輸過程，都是我們看不到的。尤其，用來裝瓶裝水的塑膠材質也是比較差的，大熱天時水放在卡車裡，很有可能釋放出有毒物質。

對水說好話，喝了更健康

日本的江本勝醫生所著的《生命的訊息水知道》一書中提到，水分子可以接受到外界的訊息，而且它會隨著訊息內容的不同，結出不同形狀的結晶。在他的實驗中，只要對水傳遞著「感謝、愛」方面的話語，水分子就會呈現出非常美麗的六角形結晶。相反地，如果說出髒話或是要消滅對方的話語，水的結晶也亂七八糟。因此，一個人的心念會影響到自己的身體。試想，我們人體有60～70％是水，當一個人所投射的意念充滿愛，自己的身體也會感受到被愛，全身充滿溫暖的能量。反之，如果自己不愛惜自己的身體，不斷地暴飲暴食、熬夜，身體也會接收到「你不愛我」的訊息，原來健康的細胞可能會受到污染。

很多人在幫助別人的過程中感到快樂，不只是因為自己的心情愉快而已，別人也會把他們的感恩投射回來，提升助人者本身的能量和生命質地。同理可推，當你不考慮別人、傷害別人，別人投射給你的能量，也是負面的。因此，善待自己的身體其實是投射一顆善念的心。所以喝水之前，先祝福一下自己要喝的水，或是在瓶身貼一些愛、感謝等字語，水分子感受到善的訊息，自然會形成好的結晶，人體也能夠得到好能量。

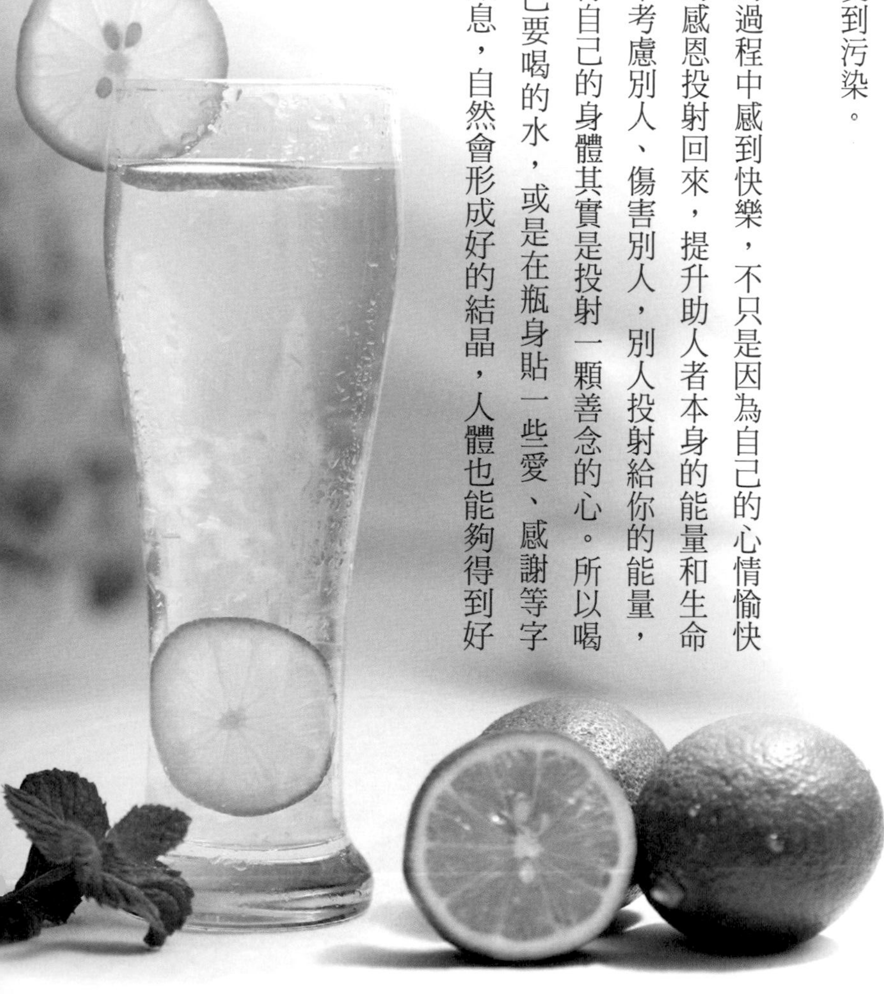

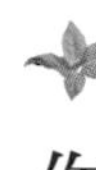

你常吃冰嗎？

冰品的危害

吃冰對身體非常不好。尤其有痛經問題的女性，更應該禁食。我在美國時，有一位才二十幾歲的女大學生因胃發炎來求診，順便跟我提到她嚴重經痛的問題。基本上，她飲食不當，愛喝酒也愛吃冰，即使冬天都還在喝冰水。我一邊為她調整胃的問題，順便告訴她冰品的缺點。剛開始，她還很驚訝，因為她從沒聽過這種說法。後來，我舉了很多例子跟她說明，也建議她帶著保溫杯出門，改喝溫開水。幾個月後，她容光煥發地回診，不但不適的症狀改善很多，還順便瘦了一、兩公斤，開心得不得了。

從我自己的臨床經驗觀察，原本經期紊亂或是痛得很厲害的病人，不吃冰後很快就可以看到成效。年輕女性調整經期比較快，幾個月內就可以見到很好的改善。上了年紀或是停經的女性雖然恢復的速度比較慢，但還是可以調整，至少不會繼續惡化。如果沒有看到太快的改變也不要氣餒，可能是體質或其他器官系統較弱，但只要持之以恆，一定可以看出成果。

當女性來經時，最好避免吃生菜沙拉等生冷的食物。盡量保持下腹的溫暖，使用暖爐、暖暖包等幫助血液循環，並搭配運動。如果身體真的太寒，麻油、薑、九層塔等食物可以祛寒。

如果可以，冰品最好完全禁食。冰過的水果，要先放在室溫下退冰後才能食用。以我自己來說，通常都是在睡覺前將隔日要吃的水果拿出冰箱退冰。若天氣很熱，可以選擇涼拌菜或比較偏涼性的食物來代替冰品。

遠離冷氣房

台灣的夏天很熱，很多人常常待在冷氣房裡，甚至還有人說「沒有冷氣怎麼活」之類的話。其實，怕冷或怕熱都是身體不健康的象徵。我曾經治療過一位患有關節炎的病人，她就是屬於夏天吹冷氣、冬天吹暖氣的類型，身體肥胖也不愛運動，後來身體調養好了之後，就不再像過去那般怕冷怕熱了。

這位女病人五十幾歲，患有退化性關節炎，只要天氣一變化，全身肌肉、關節就開始痠痛，希望我能開止痛藥給她。我了解她的病史後發現她患有高血壓、糖尿病、痛風等病症，每天吃的藥高達五、六種，再吃止痛藥對身體是一項很大的負擔。於是，我開始分析給她聽，建議她從飲食方面著手。女病人也很配合，每天都記錄下她所吃的食物，門診時再交給我。她平常所吃的食物有白麵、白麵包以及冰可樂，我建議她將這些容易刺激血糖的食物改成全麥類，停止吃冰，將所有的飲料改成水或無糖飲料，並開始運動。當她開始一步步地調整飲食及運動之後，剛開始的每個星期都很均勻地瘦下半公斤，約莫八個月之後，她瘦了十幾公斤，整個人年輕漂亮許多，和求診前相較，宛如脫胎換骨一般。原本，她連一公里都走不了，後來她一天可以走到八公里，也不像過去那般怕冷又怕熱，非得依賴冷氣不可。

對健康的人體來說，是不太怕熱也不怕冷的。然而，現代上班族經常得面臨忽冷忽熱的環境，對健康是一個很大的考驗。因為，大部分上班族幾乎一整天都待在冷氣房裡，此時，寒氣不斷地進入身體，毛孔呈現緊縮狀態。當外出用餐或洽公時，毛孔又瞬間打開。沒多久時間，當這些人再度進入辦公室時，毛孔又因寒冷而收縮，在這一開一縮間，體內也就同時存在散不出去的熱氣與寒氣，這也是很多上班族變得既怕熱又怕冷的原因。就像變天時，溫差變化突然很大，身體變得怕冷又怕熱，但偏偏又無法抗冷也無法抗熱，身體很容易吃不消。

建議長期需要待在冷氣房裡的讀者，養成多喝溫開水的習慣，且少吃冰品。同時，盡量穿長袖，脖子繫條薄圍巾以避免寒氣入侵。如果可能的話，最好把窗戶打開，維持通風，也吹吹自然風，不然，很容易引起關節疼痛。如果真的很熱，吃一點冷的東西的確可以降暑氣，只是當一個人在戶外很熱、進入冷氣房又很冷的時候，身體會浪費很多的能量去保持自己的體溫。所以，保護自己不讓寒氣入侵，避免進出忽冷忽熱的環境，才是比較正確的方式。

住家環境最好選擇可以通風的房子，盡量少吹冷氣。真的非吹冷氣不可，溫度也不要調得太低，保持不熱即可。

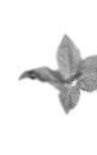

你有每天檢查自己的大便嗎？

正常的排便，關係到人體的健康。一般來說，正常的大便應該是不軟不硬、成形的、沒有什麼味道、淺棕色或偏綠（吃很多蔬菜的人）。以一天三餐來看，大便的標準次數應該是二到三次，它在體內停留的時間越短越好，才不會累積太多的毒素。最好養成每天觀看大便的習慣，隨時監測自己身體的狀況，從中解讀身體發出的警訊。

善用甜菜根，測出大便停留在體內的時間

我常聽到有人說他自己每天排便，表示身體還很健康，這樣的說法並不完全正確。因為，有人每天排便，但他排的其實是兩天前吃的食物，當然不算健康。如果想知道自己所吃進去的食物，需要經過多少時間才能變成大便排出，可以選擇一餐吃半顆深紅色的甜菜根，吃完以後，其他飲食照常。由於甜菜根會將大便染成深紅色，因此，當出現深紅色的糞便時，就可以推知這顆甜菜根在腸子裡停留了多少時間，這個時間就是自己的排便規律。

以排便規律來說，最好的時間是12個小時之內，偏素的人多數能在12～24小時之內排出來，如果偏肉食者或少蔬果者會比較久，36小時甚至48～72小時都有可能，因此，偏肉食者身體所累積的毒素也比較多。試想，一塊肉放在室溫裡48～72小時會變成什麼樣？以此類推，人的體溫（37、38度）比室溫還高，當吃進腸道的肉類在悶熱的腸道發酵、腐壞，可想而知，偏肉食者的大腸也是臭氣沖天，累積了相當多的毒素。

透過甜菜根測試法，如果證實大便在自己體內停留超過48小時，請開始改變飲食。建議多吃蔬果、五穀雜糧及高纖維食物，多喝水，少吃魚、肉、蛋、奶、低纖維及加工食品。同時，一定要規律地運動，並每日觀看自己的大便，如果大便不正常，代表身體已經出現狀況，一定要趕快就醫並根據此書的內容調整飲食及作息，讓身體自我修復。

大便乾硬

如果大便乾硬得像羊大便一樣，代表身體可能比較上火，要避免熱性的食物。此外，舌尖及舌頭旁邊出現一點一點紅色的突出物、嘴巴破皮等都是上火的跡象。至於是實火還是虛火，應該要請中醫師判斷。水分、纖維攝取不足也會產生這種現象，應多喝水、多吃蔬果等高纖維食物。

大便很稀、不成形

表示身體比較寒、濕，或者脾胃較弱。受寒、吃錯東西或者受到病毒、細菌感染而本身的免疫系統功能太差不足以抵擋，或是藥物的副作用等因素，都有可能引起腹瀉。此外，精神壓力也會影響到自律神經系統，進而影響到腸胃系統。可能的原因很多，應盡速找醫生診治，找出原因後才能對症下藥。如果是精神壓力上的問題，應同時調心與調身。

大便偏黑褐色

要特別小心！除非食物中有很多黑色的物品，不然應考慮是否有胃出血、血便等可能。此時，我通常會幫病人做個大便潛血反應，測看看大便中有沒有 heme（血紅素），如果測出大便中的確含血的話，會再進一步安排做腸鏡，以排除胃出血或腸出血的問題。同時，也會檢查是否有貧血，以幫助了解出血的程度及時間長短。

不過，如果已經造成黑便，很有可能是胃或十二指腸以前的部位造成的，因為經過的時間比較久，血經過代謝後才變成黑色。如果只是血絲，很有可能是痔瘡，或是靠近肛門附近的肛裂所造成，但也有可能是大腸末端的病變。無論如何，黑便或血便都是很大的警訊，應該要盡快看腸胃科，以排除惡性腫瘤的可能。

大便充滿臭味

腸內有益菌減少、吃了容易腐壞的肉類、大便在身體停留太久……等都有可能讓大便惡臭。除此之外，常常生氣，連帶地也會影響到氣味。此時，應該要提醒自己，少吃容易腐敗的食物並少發脾氣。

一個星期讓腸胃休息一天

當腸胃都被塞滿時，它只能不斷地工作。唯有腸胃淨空的時刻，它才有機會和時間去自我調節。所以，對身體沒有太大疾病的人來說，可以考慮一個星期做一次輕微斷食，整天只喝果菜汁，但不要不喝水，也不要完全不吃東西，既不會讓自己餓到，也能讓腸胃休息一下，對身體是有益處的。

不過，身體不太好的人或是正在服用降血糖藥方的糖尿病人，打算斷食前應該先跟醫師討論，或許需要做藥量調整。

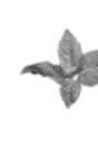

你迷信偏方和健康食品嗎？

台灣人很喜歡吃偏方、健康食品以及各式各樣的補品，卻往往越補越大洞。其實，我們人類是進化來的，只要吃當季、當地的各種不同的新鮮及自然生長的食物即已足夠。

偏方並非一體適用

台灣人很喜歡吃偏方，但是偏方並非適合每一個人。因為每個人的身體狀況不同，加上病名只是一個名詞而已，西醫的名詞和中醫的名詞又不盡相同，譬如：一個人患肚痛，西醫可以推斷出胃潰瘍、胃酸逆流、急性胰臟炎、腸道發炎……等好多種可能引起肚痛的病症。但是中醫是找出身體不調的部位而非器官的問題去治病。所以，同樣兩個被西醫診斷出胃潰瘍的人，在中醫的診斷中很有可能一個是胃火，另一個則是胃氣不足，前者需要去火，後者需要補氣。試想，第一個人所吃下的中藥藥方，會適合第二個人嗎？有很多同樣疾病的人，一聽說有人的胃潰瘍是吃了某藥方而痊癒，於是他也拚命地去吃該藥方，造成身體更惡化，實在很令人遺憾。生病還是需要看醫生，避免聽信偏方治病，因為「別人吃得好，你不見得吃得好！」

小心越補越大洞

很多人喜歡吃維他命或健康食品，認為可以補充身體所缺的營養素。但是，吃這些補品對身體真的有好處嗎？還是只是像買保險一樣，以為多吃補品就可以預防疾病的發生？其實，身體的健康需要正確的運動、飲食及生活方式，而不是透過食用補品來達成。況且，截至目前為止，並沒有任何好的研究報告指出攝取補品對身體是有幫助的。相反地，還有些報告指出某些補品反而對人體的健康有害。

美國早期研究報告指出，多吃一些含有豐富維他命A的食物，可使罹患肺癌的機率降低。然而，近期更嚴謹的研究報告卻指出，補充維他命A增加罹患肺癌的機會。為什麼會有這樣的差別呢？差別就在於維他命A的來源與方式。具有預防肺癌功效的維他命A主要來自綠、黃、紅色等自然新鮮的蔬果，而非人工製造的維他命A補充劑。如果再仔細探究可以發現，這些維他命補充劑的製造過程本身就充滿了風險。

● 錠劑品質及含量無法保證

當我們拿起一瓶標示著含有500mg的鈣及1mg維他命B_1的補品時，可以了解一下它的製作過程。由於鈣與維他命B_1的比例是500:1，製作人員一般是將五百公斤的鈣以及一公斤的維他命B_1丟入一個很大的攪拌器中攪拌，再加入一些穩定劑、填充劑、pH劑（調整酸鹼值）等化學藥品，最後再製成一顆顆的錠劑。在這樣的製程下，很難確保每一顆錠劑的含量都是平均的。

● 營養素的吸收會彼此影響

在綜合維他命裡有很多不同的礦物質及維他命，以同樣是維他命B來說，維他命B_1、B_2、B_3、B_5、B_6、B_{12}……等B群會彼此競爭吸收，礦物質裡的鈣、鎂、鐵間也會彼此競爭吸收，試想，這時候你吸收的到底是什麼？此外，再以台灣人常吃的鈣片為例，鈣有很多種，有些適合飯前，有些適合飯後。有些鈣容易消化、有些鈣不容易消化，你知道你在吃什麼鈣嗎？更何況，鈣會減少鐵的吸收，如果本身已有缺鐵性貧血的人，此時再吃鈣片無異是血上加霜。

● **化學填充物的危害**

維他命要製成一錠，需要經過很多的過程、加入很多的填充劑，才能形成一顆顆的錠劑。所以，當你吃下萃取物的同時，也吃下了萃取用的化學藥劑。更何況所吃的維他命是否能真的吸收或是符合廠商所標示的含量都是有問題的，與其吃這些精製過、不知營養成分還有多少的錠劑，倒不如從自然的食物中攝取。

● **運輸過程易使補品變質**

很多營養補充品都是使用塑膠罐包裝。然而，在運輸過程中遇到溫度、濕度的變化，都很容易使營養補充劑變質，甚至塑膠罐本身遇熱也會產生毒素。

● **錠劑不容易消化**

曾經有位將近七十歲的老先生因為胃痛掛急診。醫護人員照了X光後發現，他的胃裡竟然還有十幾顆尚未消化的藥錠。由於在X光下只有鈣片會顯示出來，醫護人員詢問老先生後，證實他胃裡那一顆顆的藥丸，果然就是鈣片。

我們以一天三顆的量來計算，老先生胃裡十幾顆的鈣片是多少天前食用的呢？吞了一堆難以消化的錠劑，對身體來說真的好嗎？除了鈣片，有些維他命補充劑也很不容易消化。

如果想知道自己所吃的維他命在胃裡停留了多少時間，其實有個簡單的實驗方式可以知道答案。由於人體的胃酸和白醋的pH值很接近，因此我們可以透過白醋來做實驗。如果有在吃胃酸抑制劑的人，可以把維他命放到三分之一白醋以及三分之二的水所混合的液體裡去觀察維他命溶解的時間；至於沒有吃胃酸抑制劑的人，只要直接將維他命丟到白醋裡即可。一般來說，維他命在2～5分鐘之內就應該溶解，如果歷經2～3個小時或更久才溶解的維他命，反而對胃部造成很大的負擔。

● 食物比補品好

以營養素來說，維他命補充錠能夠製造出來的了不起幾十種而已，可是光是一種食物，本身所內含的營養素就高達幾百、幾千種，有許多甚至是我們目前還未知的營養素，真是再怎麼補也補不來。我們的體內就像是一個小宇宙一般，吃進非天然的人造食品，只是破壞體內平衡而已。

目前，市面上充斥著許多維他命補充劑，標榜有研究報告指出多吃維他命有助於人體健康。然而，仔細分析，這些研究報告所採用的是「觀察型分析」，意思是他們挑了一群人，其中有些人有吃維他命，有些人沒有吃。研究人員追蹤他們的身體狀況，發現有吃維他命的人比較健康。問題是，經常補充維他命的這些西方人，也相對地比較重視健康，經常運動並注意飲食，研究人員無法排除其他生活習慣也是有助人體健康的原因之一。因此，觀察型分析所做出來的研究報告並不適合拿來做印證。（在此需要特別說明的是，上述提及的結論是以西方人的生活習慣所做的推論，台灣人與他們的情況剛好相反，國內很多人飲食習慣不佳、卻習慣補充維他命，這一點是比較不一樣的。）

一般來說，比較嚴謹的研究通常採用「標準型研究」，也就是雙盲對照試驗，即對一組病人給予維他命A，另一組病人則使用毫無維他命A作用的糖丸所製成的「安慰劑」作為對照，但患者本人並不知在服用安慰劑，因此他們在心理上仍然認為服用的是維他命A。實驗結束後對結果進行分析，結果顯示服用維他命A的人不但對身體沒好處，甚至提高罹癌機率。

除了維他命以外，其他許多關於營養補充劑的研究報告也指出相似的結果。不論是從哪個角度分析，我都不太建議人們服用維他命及其他所謂的健康食品或補品。在很多針對百歲人瑞所做的研究報告大多有共同的結果，大部分人瑞都很喜歡助人、生活愉快、人際關係良好，採取簡單、健康的飲食與生活方式，吃當地、當季的新鮮食物，沒有吃什麼特別的補品。

因此，當研究報告指出綠茶、納豆、紅麴對身體很好，可考慮喝綠茶、吃納豆或紅麴就好，而非攝取綠茶萃取物或納豆、紅麴萃取物。

我非常鼓勵大家盡量從食物中攝取營養，而非透過營養補充品。不過，下列幾種情形可以視為例外，因為研究報告顯示，對某些特定族群的人來說，適時地補充維他命D及葉酸，對他們的健康是有幫助的。

1. 鈣與維他命D

適當地曬太陽，即可獲得充分的維他命D。但是對於停經婦女、骨質疏鬆患者、年紀較大或少曬太陽的人來說，一天補充800～1000U的維他命D，不但可以幫助鈣的吸收，對於大腸癌、攝護腺癌或乳癌的預防也有幫助。

鈣最好從飲食中攝取，包括黑芝麻、海帶芽、豆腐、芥蘭、乾燥海帶、無花果、綠葉蔬菜、苜蓿芽、黑豆、莧菜、堅果等都含有鈣。如果無法從飲食中攝取，可選擇服用檸檬酸鈣（Calcium Citrate）。研究顯示，檸檬酸鈣比起傳統的碳酸鈣（calcium carbonate）更容易被人體所吸收，因此，檸檬酸鈣也是目前醫師處方最常使用的鈣。

2. **葉酸**

研究指出，葉酸是預防胎兒發生神經管缺陷的重要營養素，在懷孕期間若葉酸攝取不夠，足以導致胎兒發育不全。因此，葉酸對懷孕婦女或有可能懷孕的女性來說非常重要。

葉酸是屬於維生素B群中的一種水溶性維生素，無法在體內堆積，必須從食物裡取得。一般來說，深綠色葉菜類葉酸含量較高，例如：菠菜、綠色花椰菜、蘆筍、柑橘類水果、橘子、柳橙、瓜類、豆類等等，含量都很豐富。通常我們每日從食物裡，平均可以攝取大約275mcg的葉酸，若有計畫懷孕的婦女，懷孕初期就可以提高葉酸的攝取，建議孕婦應將量提高到400mcg。

你有正確用藥嗎？

除了偏方以外，台灣人也很喜歡自己買中藥燉來吃，或者聽信坊間的說法而自己判斷病情或自動停藥，其實這些都是不正確的做法。有時候，不正確的用藥對身體所造成的危害，並不亞於病情本身，讀者應多加注意。

再怎麼好的中藥材都應避免長期使用

中藥不僅具有保健功效，還有治病效果，很多台灣人習慣依照歲時節令為自己進補。這原本是件無可厚非的事，但如果打算長期飲用的人，必須非常小心藥材的來源。因為現在很多藥材都來自於大陸，它們的藥材有些帶有嚴重的重金屬汙染問題，所以藥材的產地、來源及安全性也是需要注意的。此外，任何好東西一旦過量，對身體也會變得有害。譬如，很多人習慣將補氣飲品黃耆枸杞紅棗茶，每天煮來當飲料喝。基本上，我並不建議這麼做。雖然黃耆、枸杞和紅棗對身體有好處，偶爾喝或疲勞時飲用一下沒有問題，但不應該把它們當水喝，應該要以好水為主，補氣飲品為輔，才比較安全。

中藥、西藥不能隨便混著吃

很多人把中藥當保養身體的補品吃，以為不傷身就拚命吃，其實這樣是不對的。因為有些中藥或許已有重金屬汙染，或自己身體的體質已經轉變，身體的需求也跟著改變。而且有些中藥含有改變西藥的效力（包括藥的吸收和代謝），所以，最好不要在沒有醫師的指示下，一邊吃西藥，同時又燉了一大堆中藥吃。

切勿自己擅自停藥

西藥不能隨便停藥。雖然西藥有時候會有一些副作用，但是它有其療效，必須要依照醫師處方服用，不可自己隨便亂停藥，否則後果不堪設想。譬如，有些高血壓病人吃了降血壓藥，血壓回復正常後就自動停藥，這樣是很危險的，因為有些降血壓藥一旦停藥，會產生血壓反升或心悸的情況，容易有中風的風險。

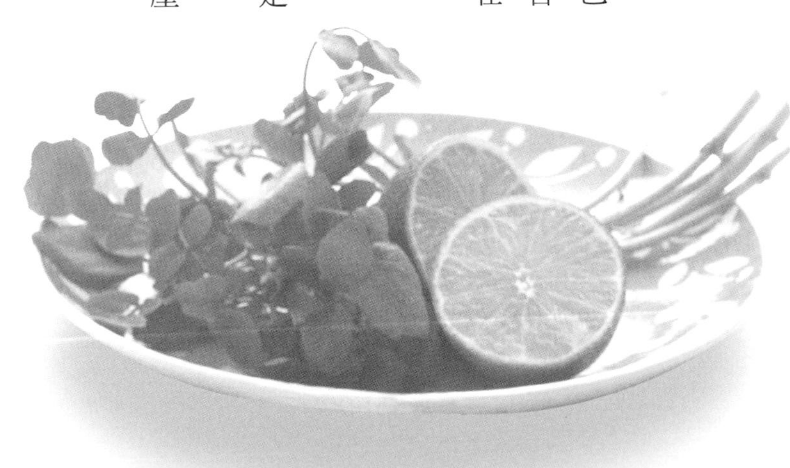

不要一直換醫師

現在的健保制度，任何人想掛號、看病、拿藥都很容易，加上不同的醫師開的藥可能有重複，尤其是同樣的藥可能有不同的商品名，很多人每天吃的藥量相當驚人。建議找一位好醫生，讓他幫自己過濾、整理出不需要的藥，或者是不同科別間彼此互相衝突的藥，以減輕身體的負擔。

養成帶藥袋去看醫生的習慣

求診時，建議把所有的藥方和藥袋一起帶過去給醫生看，不管是西藥、中藥、營養品、健康食品等都一起帶過去，尤其一次看好幾科的病人更要特別注意，這樣醫生所開出來的藥才不會互相影響。

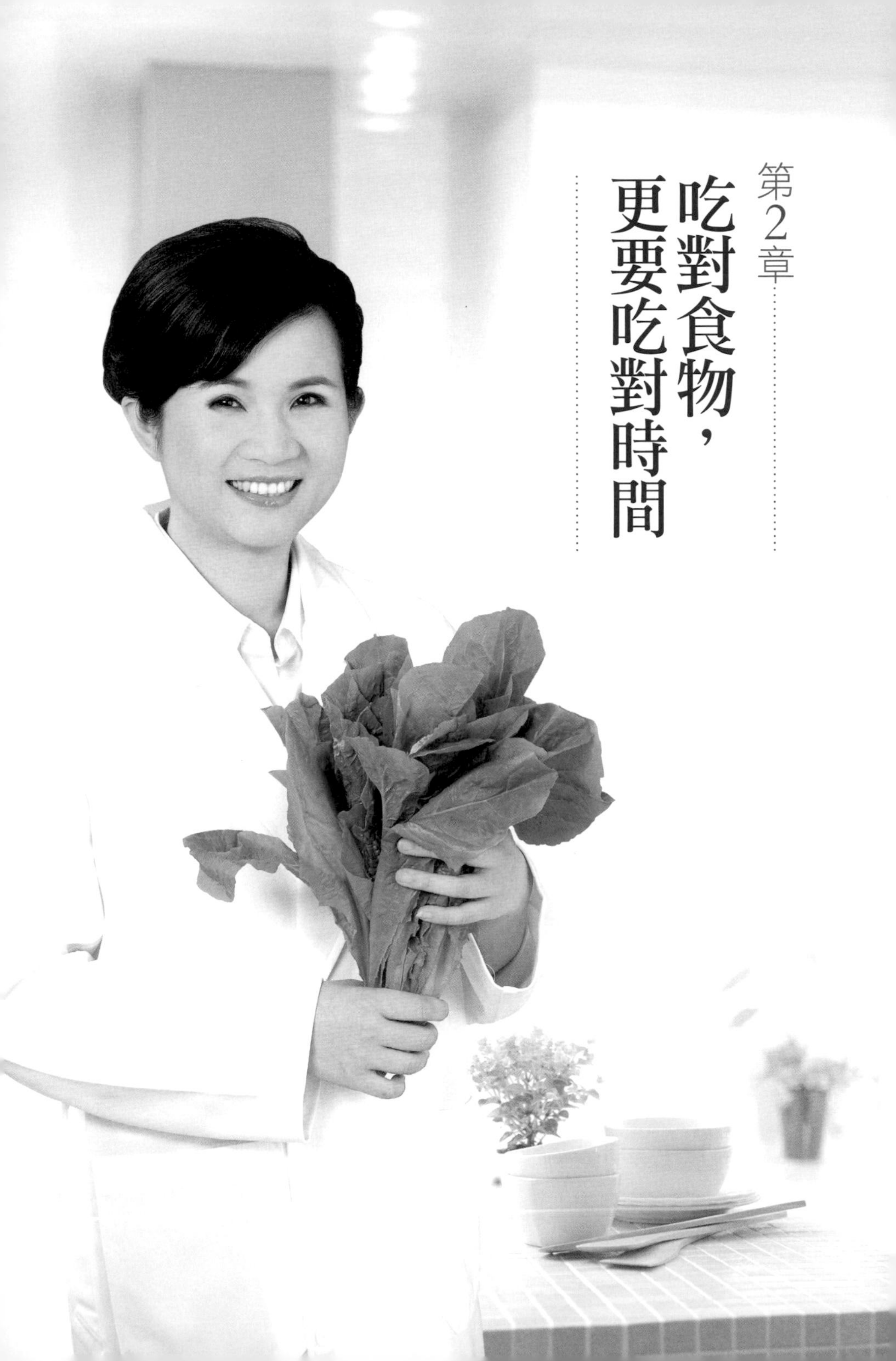

第2章 吃對食物，更要吃對時間

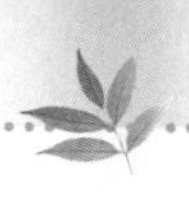

吃對食物很重要，吃對時間更重要！

時間，包括了食物生長的時序，也包括人體攝取不同食物的時間。

以食物的時序來說，我們應該要順應自然，吃當季、當地生產的食物。要知道當季盛產什麼，最容易的方式是看現在市場上最便宜、最多人賣的就是了；以進食的時間而言，我們應該要了解不同食物的屬性與消化所需要的時間，善於搭配食物，才能吸收到食物最佳的營養，並減輕腸胃的負擔。

換句話說，認識食物與胃的合作關係，是正確飲食的第一步！

解讀胃與食物的時間密碼

很多病人常常向我反應，他們聽說水果比較好消化，所以要先吃水果再吃飯，沒想到他們照做以後胃竟然出現不舒服的症狀，容易胃痛、脹氣；還有一位腸胃科醫生告訴我，從他開始行醫到現在十餘年，他幾乎沒有看過一個病人不是胃表性發炎的，即使是例行健檢的病人皆然，顯然「胃不好」這種現象在台灣已經算是一種常態。其實，這都是因為人們對於自己的胃部構造不夠了解，在不正確的時間吃了不正確的食物所造成！

首先，胃是很怕冷的。如果胃功能比較弱的人，先吃冷的水果再吃熱的食物，當然容易痙攣，很難消化。其次，胃的消化功能，就跟洗衣機一樣，具有攪動、旋轉的功能。胃壁有三層的肌肉，負責將食物攪拌、磨碎後，再像擠美乃滋一樣地將食物擠到小腸。所以，飯前所吃的水果，跟之後馬上吃的飯菜，全部都在胃裡一起攪動，而不是像個折疊式的容器一般，按照食用順序將食物擺在第一層、第二層……般地消化。因此，先吃水果再吃飯的人，並沒有達到先消化水果再消化飯菜的目的，反而因為一次吃了太多不同性質的食物而加重胃的負擔。

我們可以將胃的運作想像成洗衣機。如果一次只洗同性質的衣物，機器的運作就比較輕鬆；可是如果同時丟入不同性質的衣料，如牛仔褲、毛巾、襯衫等物，它的效率和工作就會比較困難，想要洗得很乾淨，所費的時間也會比較多。以此類推，對胃功能良好的人來說，還是有可能消化得很好、不會出現問題。但是對於胃功能不好的人來說，吃錯時間及食物就很容易出現脹氣、胃酸逆流、胃痛、胃痙攣等不舒服的症狀。因此，學會讓胃處於一個越容易工作、越有效率的狀態，才不會埋下日後疾病的因子。

吃飯前，先暖胃

我們的胃，喜歡溫暖的環境與食物。中醫及印度阿育吠陀的養生法，都有暖胃的共識。胃氣就好像是胃本身的能量，它必須要有足夠的動力才能消化得很好。因此，建議吃飯前先暖暖胃。調整胃氣的方法有以下兩種，擇其一或同時使用皆可。

將半根小指頭的嫩薑切絲，加幾滴檸檬、一點點的海鹽，攪拌一下即可。飯前五分鐘食用，可以把胃氣或胃的能量往上提升，幫助吸收消化。

炒菜前，先放油及薑黃粉，加熱一分鐘後，薑黃的香味就會散開，此時再將菜放下去炒，可以幫助消化和吸收。建議最好使用有機的薑黃粉，使用中小火即可。

注意食物經過胃所需要的時間

我們所吃進去的食物，能不能得到充分的吸收與消化，攸關我們人體的健康。如果沒有正確搭配食物，或是食物消化還未完成又混了其他的食物進來，胃很難消化，容易引起脹氣或是打飽嗝，消化的過程也會減慢，導致食物在腸道過久，因腐壞產生不好的毒素與細菌，身體容易疲累、倦怠。因此，吃東西前不但要慎選食物，還得知道各種不同性質的食物經過胃所需要的時間，如此，才能根據這些時間，調配自己的飲食。

食物通過胃所需的時間如下：

- **水**：0～10分鐘。
- **果汁**（清果汁，沒有渣）：15～30分鐘。
- **回春水**（見第五章「發酵過的食品有益健康」）：10～15分鐘。
- **水果**：30～60分鐘。
- **發芽的芽菜**：1個小時。
- **大部分的水煮蔬菜**：1～2個小時，油炒的菜消化時間會更久。
- **五穀雜糧**：1～2個小時。

- **蛋白質密度較高或較難消化的蔬菜**（如酪梨和花椰菜、堅果、豆類）：2～3小時。
- **煮過的魚或肉類**：最少3～4個小時。
- **最難消化的是帶殼的海鮮**（如螃蟹、蝦、帶殼的魚）：6～8個小時以上。

當我們知道了各類食物通過胃所需的時間以後，自然知道該怎麼吃、才能讓胃得到最好的吸收，否則，所有的食物會攪在一起而非依照順序來消化。因此，吃對時間的原則是：讓食物有足夠的時間經過胃！

避免含鞣酸食物

鞣酸（tannic，又名單寧酸）。鞣酸多存在於茶，或柿子、葡萄、石榴、梨、山楂等水果，若喝茶或吃水果時感覺澀澀的，那個澀味就是鞣酸。以成熟的柿子來說，鞣酸多半集中在柿皮上。若是未成熟的柿子，鞣酸多半集中在果肉，這也是吃未成熟的柿子口感特別澀的原因。

鞣酸如果和肉類一起食用，會產生一種鞣酸蛋白，使得肉類裡的蛋白質凝固，讓消化系統變得比較慢，有些人甚至會產生便秘。在傳統的農民曆上可以看到，柿子不適合和蟹一起食用，因為柿子和海鮮或肉類一起食用時，容易產生消化不良。此外，柿子和蟹都是寒性的食物，對於體質偏寒的人來說，應該盡量避免。這個道理，我們的老祖宗是早就知道的。

鞣酸不是只有影響到肉類或海鮮的蛋白質而已，包括蛋、乳製品及豆類等蛋白質都有影響。

鞣酸也會阻礙人體對於鐵質的吸收。茶葉裡含有鞣酸，譬如：紅茶有5%的鞣酸、綠茶有10%的鞣酸，對於喜歡喝茶、尤其是喝濃茶的人來說，鐵質的吸收容易受到阻礙。熟普洱茶及藏茶的鞣酸含量是相對低的，比較不必擔心。如果經醫生診斷患有缺鐵性貧血的人，應少喝綠茶。

我曾有個四十多歲的男病人，平時就相當注重養生，結果在某一次健檢時發現有貧血的狀況，進一步檢查確定是缺鐵性貧血。為了慎重起見也做了腸胃鏡檢查，一切都正常。我懷疑是飲食可能出了問題，細問之下才知道他幾乎吃全素，而且聽說綠茶對人體有益，因此餐餐都喝。在這些因素的影響下，他身體的鐵存量也慢慢降低，以致產生缺鐵型的貧血症。

對於成長中的孩童、經期的婦女、孕婦等對鐵質需求較高的人來說，應多加注意。至於男性或停經後的婦女，較無這方面的考量。不過，大量飲用鞣酸含量高的茶類，容易引起胃不舒服，應盡量避免。

如果胃腸系統還不錯，又只吃七分飽的人，混吃是可以接受的。不過，對胃功能不佳的人，除了一般所熟知的少食多餐、細嚼慢嚥以外，最好要避開酒、可樂、鹽、辣椒等太鹹或太辣的刺激性食物，並建議使用榨汁機將食物磨成半泥狀，幫助消化。因為胃的功能是屬於比較機械性的運作，胃功能較弱時已沒有太多的能量可以運轉，除非牙齒很好，可以一直不斷地咬碎食物，細嚼慢嚥地吃飯。但是，大部分的人都很難做到，所以把食物打碎直接喝下去是一個可行的方式。不過，即使是將食物打成泥狀，還是要記得咀嚼。

一次只吃性質相同的食物

我曾經參加美國排毒中心的一個課程，裡面有很多胃酸逆流的病人。對這些病人來說，只要他們一次只吃類似性質的食物，約莫一、兩個星期，95%以上的病人都不再有胃酸逆流或胃脹氣的症狀，即使再怎麼頑固的胃酸逆流病人都一樣。

同樣的道理，對老人家或胃不好的人來說，一次只吃一種食物的消化吸收是最好的，可以減輕胃的負擔。想像一下，如果是一台老洗衣機，要運作已經不容易了，更何況是丟了各種不同質料的衣物進去？如果我們想要提高腸胃吸收消化的能力，最好一次只吃性質相同的食物，並且盡量少油。

● 茶、飯要分開

有些人喜歡在飯前或飯中喝茶，其實不利消化。因為茶水偏鹼性，跟胃酸結合會降低胃酸中蛋白酶的作用，影響到消化。尤其飯後馬上喝茶葉沖泡過的茶水，將使食物中的鐵質吸收降低50%，對於缺鐵型貧血、孕婦或成長期小孩、停經婦女、素食者等需多加注意；如果需鐵量不高的成年男性則不太重要。所以，喜歡喝茶的人，最好在餐與餐中間飲用為宜。如果真的想在飯前喝茶的話，盡量控制在飯前15～20分鐘，至於習慣邊吃飯邊喝茶的人，建議以白開水取代茶，才不會影響胃腸的消化與吸收。

● 水果在餐與餐中間吃，勿混吃

水果最好單獨吃，有些水果混在一起也不容易消化，譬如瓜類的水果最好單獨吃，不宜再跟其他水果一起食用。很甜的水果和很酸的水果，也不適合同時吃。有些人喝蔬果汁喜歡加很多種不同的水果，即使已經打成汁喝下去，肚子還是很容易脹氣、不容易消化。

● 含咖啡因食物最好過午不食

咖啡因會在體內停留12個小時，容易影響到晚上的睡眠，就算睡得著，也會比較多夢。因此，茶葉、咖啡等含有咖啡因的飲料最好過午不食。

● 飯前喝水需間隔15分鐘較理想

如果飯前想喝水的話，最好在15分鐘前喝下一杯溫水或清湯，果汁等飲料最好在飯前15～30分鐘飲用。15分鐘以後，水已經通過胃部到了小腸，此時再吃飯會比較好。如果邊吃飯邊喝水，有時候會沖淡消化的胃液，不見得好。不過，如果那一餐的味精很濃、加工食品很多，身體就會傳達出「口渴」的訊息，此時，還是要喝水。

●蛋白質的吃法

堅果、豆類、魚、肉、蛋、奶等都是屬於蛋白質類的食物。如果要消化蛋白質的食物，胃就必須分泌胃酸。若這些蛋白質沒有充分消化，容易腐壞並產生不好的毒素與細菌。因此，建議以下吃法：

1. **一次只挑一種肉類食用**。如果那一餐吃魚，就不要再吃雞肉或牛肉。雖然它們都是肉，但畢竟性質不同，混在一起吃不容易消化。
2. **堅果、豆類、種子、五穀等食物，最好事先泡過再食用，有沒有泡到發芽都沒有關係**。因為每一個植物的種子本身就含有酵素可以分解它們自己，只要種子遇到適合自己生長的環境，自然會開始分解以供給自己成長的養分。因此，堅果、種子、五穀等食物在泡的過程中即已在進行消化，吃進這些已經部分分解過的發芽種子，對胃來說自然比較輕鬆。

以上是長期的臨床研究結果，不同屬性的食物混在一起吃容易造成脹氣、不容易消化。如果這一餐以蛋白質居多，下一餐就以澱粉為主。

●肉類和澱粉宜分開吃

人體消化肉類和澱粉的酵素是不一樣的，一個是需要偏酸環境的胃蛋白酶，另一個是需要偏鹼環境的澱粉酶，混吃將帶給胃較大的負擔。

讓我們來想像一下！當人體吃進澱粉時，口腔即已開始進行分解，唾液中含有的消化酵素「澱粉酶」在偏鹼性的環境中活動力較高（其PH值在6.7～7.0時活動力最強）。當澱粉酶到了胃部，如果沒有太多胃酸，它還是可以繼續工作，沒有太大問題。但是，如果此時又吃進了肉類，由於消化肉的胃蛋白酶適合在偏酸的環境（PH值=2是它最活躍的時刻），所以肉類一進入胃部，胃會開始分泌比較多的胃酸，以利胃蛋白酶的作用。因此，當澱粉和肉類同時進入胃部以後，胃部有兩個消化酵素在工作，兩相攪和的結果，雙方都消化得不太好，而且容易產生脹氣，長期下來胃容易消化不良。你也可以自己做一個小實驗，把蘇打粉（PH值大於7是鹼性的）和醋（PH值小於7是酸性的）加在一起，就會產生很多氣體。

吃肉，最好搭配蔬菜一起吃

單單吃肉所形成的糞便體積較小，大腸不容易排出，容易造成便秘。蔬菜的纖維質能增加糞便的量，刺激大腸壁肌肉蠕動，而將糞便推送出去。此外，纖維質可吸著水分，使糞便較濕潤柔軟而易於排出，所以吃肉時最好搭配蔬菜一起吃較不易便秘。

米、麥不同屬性，勿混吃

米、麥是不同屬性的東西。建議胃不好的人，避免吃五穀米或十穀米。從大自然來看，東北產麥，南方產米，分開吃才是符合自然。另外，有些食物是混合性食物，既含有蛋白質又含有澱粉質，譬如豆類，像這種食物也因不易消化而容易脹氣，所以腸胃不好的人在治療期間也要避免吃或盡量少吃。

咀嚼

除了慢慢進食以外，咀嚼這個動作是很重要的。咀嚼的時候，可以分泌唾液。唾液裡有很多的酵素，一來可以開始進行食物的分解，二來傳達指令到大腦。大腦會對身體各器官下達指令：「食物要來囉！要準備消化、吸收囉！」此時，消化酶開始分泌，幫助腸胃進行消化、吸收的工作。所以，咀嚼的動作很重要，即使喝果汁或將食物打成泥，也一定要咀嚼那個汁。

早餐最好吃鹼性食物

我們人體在睡眠時，會製造很多的二氧化碳，經過一夜的代謝後，身體偏酸。所以，醒來的第一餐一定要吃鹼性的食物。台灣人最常當作早餐的燒餅、油條、豆漿、蛋餅、麵包、漢堡、三明治……等，都是酸性食物。如果作為一天開始的早餐就讓身體酸化，試想，一整天的精神怎麼會好呢？

以我自己來說，我早上起床以後，會先喝一杯好的普洱茶暖胃（普洱茶較不傷胃，可空腹喝，而且是鹼性的），打坐及暖身運動後，再準備吃早餐。以下幾種鹼性食譜，當作早餐的參考。

1. 小米粥，加上海苔、芝麻粉，或是啤酒酵母粉以幫助消化。
2. 蔬果汁，天氣較冷時要記得加薑黃。冬天最好不要食用。
3. 紅豆蓮子湯。
4. 番薯或番薯粥。
5. 糙米粥，及新鮮的蔬菜、堅果、海帶等。

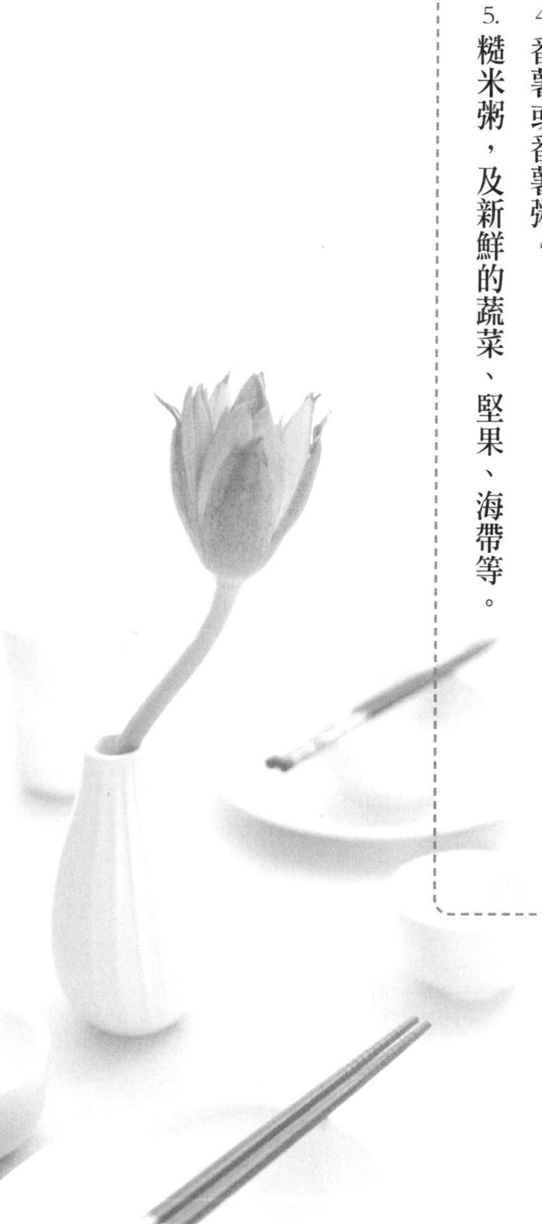

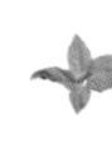

避免吃未成熟的食物

不成熟的食物是不適合人類吃的，蔬菜或水果皆然。因為食物本身含有它自己的酵素，食物放久或漸漸成熟時，它會自己做分解。譬如：香蕉，還沒成熟前吃起來澀澀的，等到它經過分解過程、成熟以後，澱粉已轉為醣，較甜也較軟，容易消化。因為水果和種子類本身就含有可以消化它自己的酵素，但我們人類不見得有這些特殊的酵素，若我們進食能順著食物的生長特質，自然比較健康。所以，我不建議吃尚未發育成熟的食物。

不成熟的食物包括：菜苗、青椒、綠番茄、透著青色的馬鈴薯等，它們會比較難消化。以青椒為例，如果身體比較敏感的話，吃青椒容易反胃、脹氣、打嗝或胃不舒服。除了少部分特殊品種的青椒是成熟的椒以外，大部分的青椒皆屬未成熟的椒，成熟以後應該是紅色、黃色或橘色。所以，各種顏色的椒都可吃，未成熟的青椒則要完全避免。

第3章

慎選食物，健康滿分

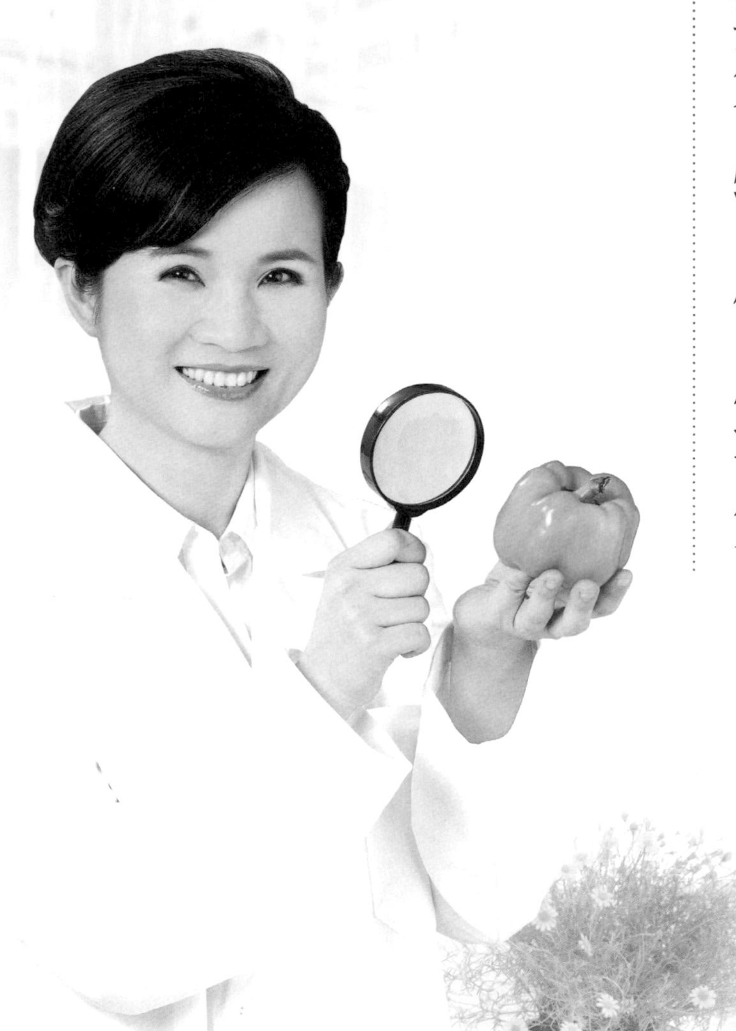

飲食，是一種能量。

四季順應時序所孕育出來的當季蔬果，
本身即擁有人體無法自行產生的酵素與能量。
因此，人類必須藉由攝取有生命力的食物，
從中獲得身體所需的營養。

挑選有生命力的食物

在大自然生態中按照自然法則生長的作物，或是農人們採用自然生態農法所栽培出的作物，都是很有生命力的好食物。在這樣的環境中，農人引用清潔的水源，自製堆肥讓自然生態環境得以平衡，堅持不使用化學合成農藥及化學肥料，蝴蝶、麻雀、瓢蟲、螳螂、蚯蚓等昆蟲自在棲息，土地聞起來又香又甜，看起來就像「黑金」一樣肥沃，所孕育出的食物自然擁有很高的能量，非常適合人類食用。

然而，現代的農業噴灑農藥的情形非常普遍，土地大多十分貧瘠，蚯蚓無法在此生存，自然沒有辦法創造自然肥，整個土地看起來既黃且乾，種出來的作物也不太健康。人體吃下這些含有農藥的蔬果，不但無法吸收到它的能量與營養素，身體反而還得努力將農藥等毒素排出，失去了吃這些美味蔬果的良好價值。

我們在採購時，該如何挑選才能吃出食物最完整的能量呢？以下提供幾個原則供大家參考。

有機農場與一般農場比較

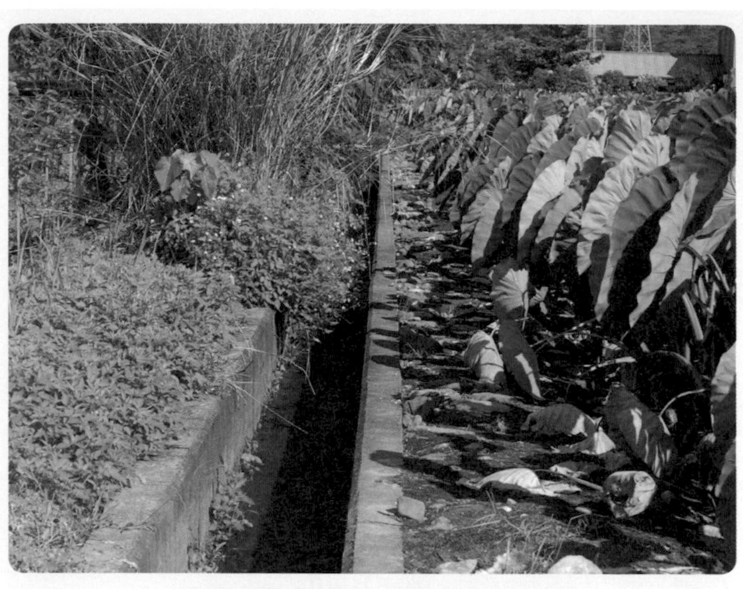

有機自然農場VS.慣用化肥的農場

左側的自然農場，自然長滿了雜草，利用自然的雜草區隔保護以免受於右方的化肥農藥汙染侵蝕。右邊的農場習用農藥、除草劑與化肥，土地上長不出自然的雜草，其農產品除侵蝕人們健康外，並衍生嚴重的生態問題。

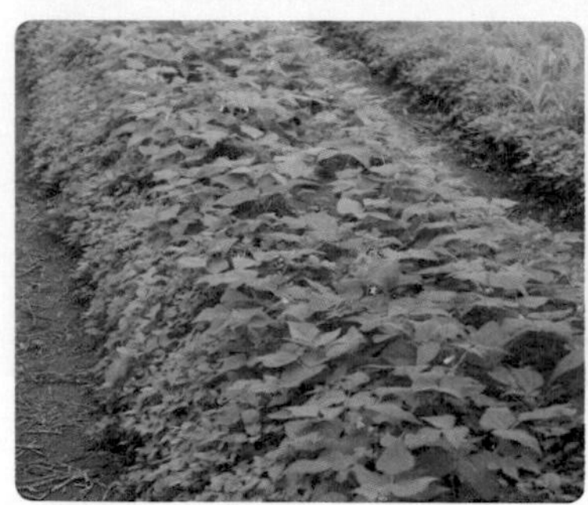

不影響作物光合作用的情況下，留下一些草與作物共生，土壤也就不會讓大雨沖刷流失，即是利用雜草做水土保持。農地土壤肥沃自然，且未受破壞。

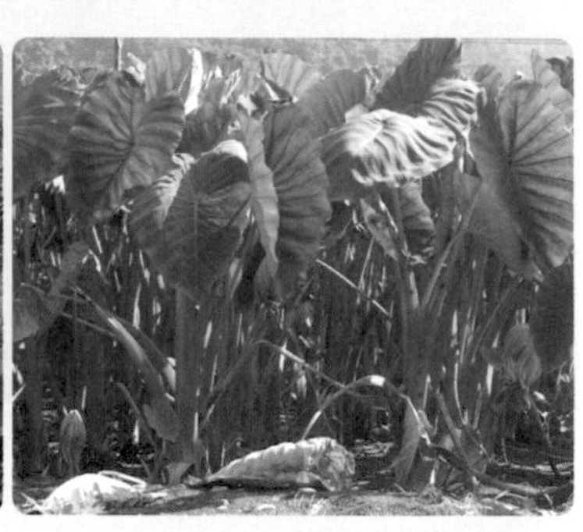

慣用化肥的農場所種植的芋頭田。以除草劑先破壞土壤，讓雜草無法生長，再使用大量化肥促使芋頭生長。土壤被反覆破壞，乾枯貧瘠。大量使用化學除草劑與化肥，所培養出來的作物不自然、不健康。

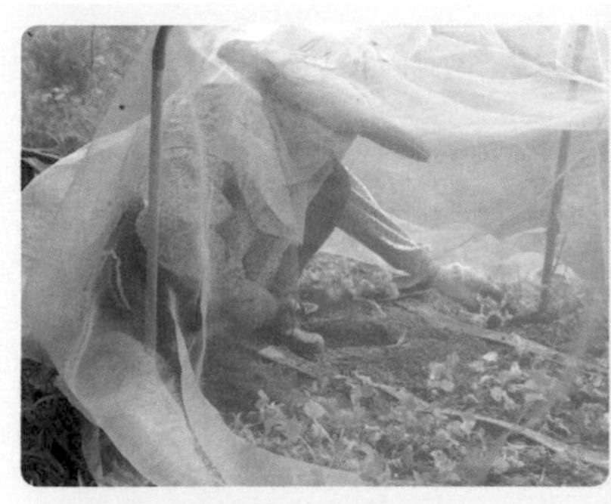

自然農場不使用化肥，維持自然的生態平衡。藉著網子防蟲害。

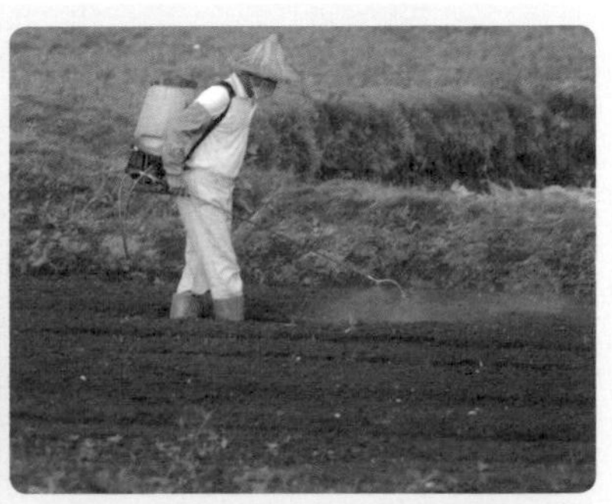

慣用化肥的農場種植前先噴灑除草劑除草，之後再噴灑化肥助其作物生長。

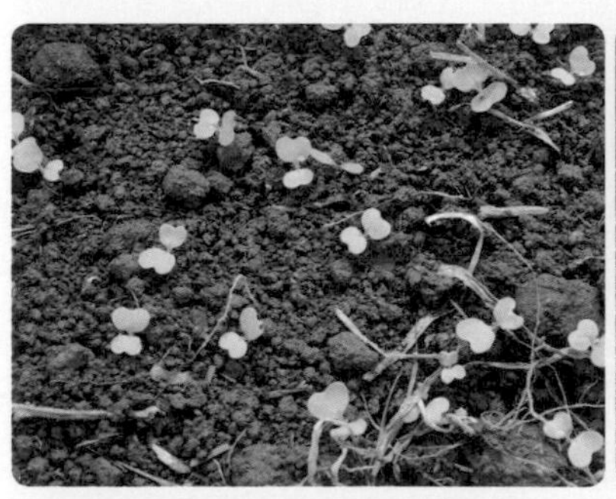

自然農場的土壤如「黑金」一樣肥沃、健康的狀態。

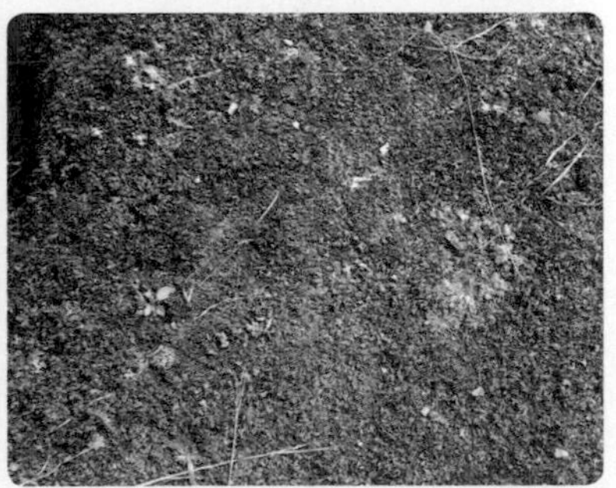

長期使用除草劑的土壤，貧瘠、枯黃。

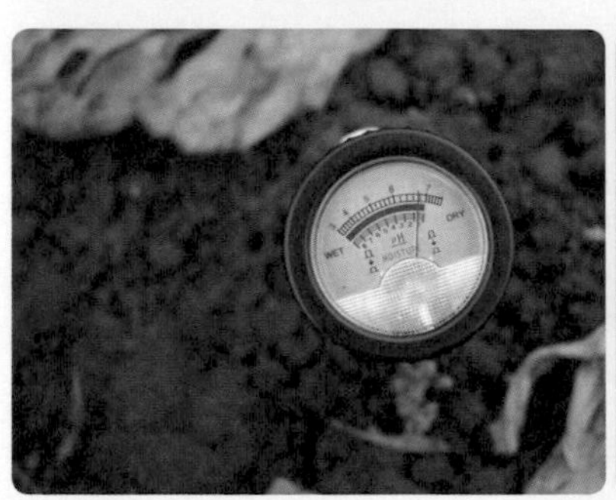

自然農場為偏鹼性土壤。

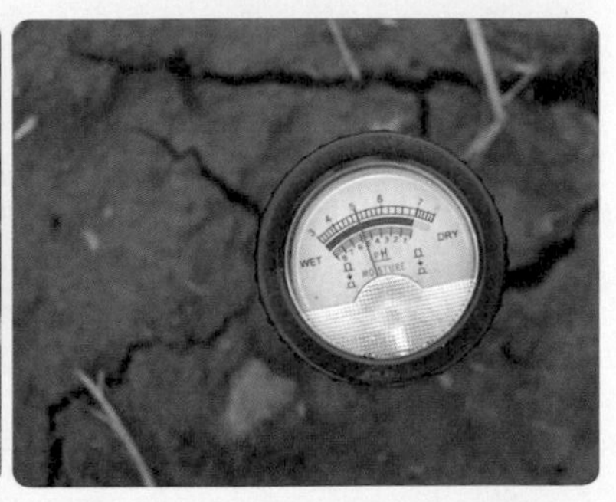

慣用化肥的農場則是偏酸性土壤。

當季、當地的蔬果

越新鮮的蔬果，營養成分越高。任何蔬果只要一離開土地，即使它可以放很久，也是很容易就失去了大部分的養分，最好盡量選擇當季、當地的蔬果。

以營養素的觀點來看，已經成熟的水果一經採收，能量、養分就開始衰退。頭七天食用還可以吃到水果的營養素，過了七天以後營養素會掉得很快。因此，當地的果農都會等到水果快成熟的時候才採收，養分最為俱足。建議最好避免採買非季節或國外進口的食物，因為外國果農需要考量到進口的運輸時間而提早採收，採摘的水果大部分都還未成熟，養分不但不夠，還在運輸的過程中不斷失去，尤其維他命C和維他命B群掉得更快。為了保存，有些進口水果（如：蘋果）經過上蠟處理，也吃不到真正的營養。

此外，「低食物里程」也是採買的重要觀點。食物里程指的是我們嘴巴和食物原產地之間的距離。里程高，表示漫長的運送過程所消耗的汽油和隨之而生的二氧化碳，破壞了環境，非常不環保。

吃當季、當地的蔬果，不但新鮮、少污染，還能直接支持本地農民，何樂而不為呢？

選擇不太需要農藥的蔬果

長久以來我都吃自然農法栽植的有機食物，很少外食。但剛回台時因為外食機會較多，結果臉上不停的冒膿包，身體能量變差，睡眠時間也變長，精神卻沒有變好。後來我趕緊恢復自己煮食，情況馬上改善。但是偶爾吃到農藥較重的蔬果，都會嘴巴發麻。這說明了當你長期飲食清淡且乾淨時，身體對不好的東西就會有強烈的反應。

一般來說，我幾乎都在有機店採買蔬果。尤其是小白菜、小黃瓜、青椒、茼蒿、玉米等需要大量農藥栽培的蔬果。不過，如果遇到當季當令盛產的蔬果，或是容易生長的蔬果，也可以考慮在菜市場買，譬如：秋天的地瓜、木瓜，以及地瓜葉、野菜等不太需要農藥的蔬菜，如果上面有很多蟲蟲咬過的痕跡，更是可以放心採買。以下列出幾種使用農藥較多及較少的蔬果種類，以供參考。

1. **蔬菜中農藥含量最多**：為大白菜、小白菜、包心菜、菠菜、茼蒿等葉狀蔬菜，以及小黃瓜、玉米、芥蘭菜、綠豆、彩椒（紅椒、黃椒、青椒）、四季豆、綠花椰菜等。

2. **水果中的農藥含量最多**：為大番茄、桃子、葡萄、楊桃、柑橘、梨子、草莓、枇杷、櫻桃、杏子、蓮霧和蘋果。大番茄多農藥的原因在於，每當下雨，番茄蒂及凹陷下去的部位容易積水，農人需要噴灑抗黴菌的抗生素，番茄才能種活。

3. **病蟲害較少的蔬菜種類**：有很多蔬菜抵抗性強、很少發生病蟲害，栽培時幾乎不用噴農藥即可生產，如香菜、油菜、空心菜、地瓜葉、紅鳳菜、黃秋葵、佛手瓜苗、川七、皇宮菜、山菠菜、蕨菜（過貓）等。

4. **農藥殘留較少的蔬菜種類**：蘿蔔、番薯、花生等根莖類。

有機蔬果

研究報告指出，同樣的食物，有機種植的含鈣量比非有機種植的高63%，甚至更高。鋅的含量也至少高60%以上；鐵含量至少高59%以上；鉻高達78%以上；鉀高達125%以上；鎂高達138%以上；硒則高達3倍以上。因此，我們應多食用有機食物。

挑選有機蔬果的訣竅

一般來說，有機蔬果和非有機蔬果販賣的通路已有所區隔，不過有時仍有魚目混珠的情況出現，採買時可從蔬果的顏色、密度及香味來判斷品質的好壞。

1. 顏色

蔬菜顏色越深越好，表示它們依照正常的速度生長，也吸收到足夠的營養。水果表皮的顏色則是越多元越好，以蘋果為例，健康的蘋果有多種深淺不一的顏色不均勻地分布在果皮上，體積雖小，但肉質卻很扎實，散發出一股原始的自然香。反觀化肥種植的蘋果，體積較大、沒有蟲咬痕跡，外表很漂亮，卻缺乏真正的蘋果味，口感較鬆散，不如有機蘋果般扎實。

2. 密度

有機種植的蔬菜，葉片較扎實，捧在手上的感覺也很有重量，煮起來分量很實在，吃起來也較甜。化肥或是溫室種植的蔬菜看起來體積較大，重量較輕，下鍋後很快縮水，變成一小撮，有點華而不實。

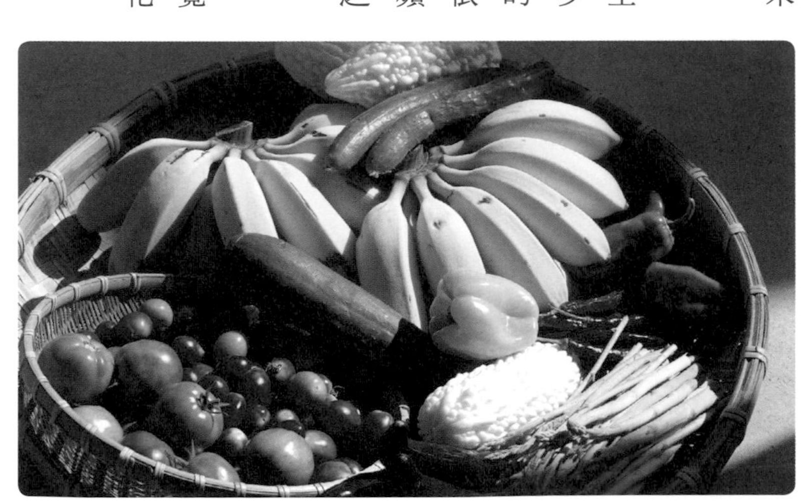

3. **香味**

有機蔬果的味道比較香濃。我曾經在市場上看到體積肥大的木瓜，看起來很漂亮，聞起來卻沒什麼香味，果肉吃起來很鬆散，這些都是依靠化肥成長的水果特徵。真正土生土長的木瓜，雖然體積較小，但口味香甜，果肉也很扎實，風味差很多。

清洗蔬果的方法

挑選有機或是農藥殘留較少的蔬果只是第一步而已，買回來後的清洗方式也很重要。建議不可用自來水清洗，或者以下列的原則仔細清洗。

● 清洗葉菜類

1. **自然農法種植的蔬果**：只要用過濾過、可喝的水沖洗乾淨即可食用，包括根、莖、葉等都可食用。
2. **非有機蔬果**：必須先切除根部附近約一公分，再一片片剝下，浸泡幾分鐘，再用手輕輕搓洗莖、葉，最後用清水沖洗兩遍。葉菜類因為外形多為外開，農藥除了殘留在葉面外，常常也會順著葉柄匯集在柄基處，如果沒有一葉一葉清洗，就不容易將農藥清洗去除。

● 清洗包葉菜類

包葉菜類的蔬菜，因施藥及生長的方式，農藥大部分殘留在外圍散開的葉片上，為安全起見，最好丟棄外圍的葉片，並將內部的葉片一片片剝下來沖洗。需要特別提醒的是，請不要切半，因為切口會讓食物失去保護自己的能力，養分很容易流失。

● 清洗瓜果類

食用前最好先浸泡幾分鐘，再以清洗蔬果的刷子（如菜瓜布）輕輕刷洗表面，特別是表面凹凸不平之處（例：小黃瓜的刺和根莖類植物），再用清水沖洗。

挑選優良的有機商店

基本上，我鼓勵大家多吃有機食品，但是台灣的有機檢驗只看農藥及重金屬，有些業者趕搭有機風，在不違反法規的情形下也使用一些化肥，因此，有機食品也分很多等級。譬如，有些有機栽培採用一般的廚餘做肥料，廚餘中並非都是有機的食物，難免也帶些農藥的殘渣，讀者宜多加留意。

在挑選有機商品時，應盡量選擇貼有認證標章的商品，品質較有保障。台灣的認證機構包括慈心有機農業發展基金會（ＴＯＡＦ）、國際美育自然生態基金會（ＭＯＡ）、台灣省有機農業生產協會（ＴＯＰＡ）、中華民國有機農業產銷經營協會（ＣＯＡＡ）和台灣寶島有機農業發展協會（ＦＯＡ）等。此外，進口商品也貼有來自歐洲、美國、日本及其他各地的認證標章。如果商品沒有經過標示或貼有認證標章，可得多加小心注意。

基本上，我不太贊成進口農產品，雖然台灣的土地在長期的破壞下，即使自己的農場多年未使用農藥，仍然有可能會銜接到其他地方的農藥，真正非常純粹的有機農場很少，自然農場更少。然而，如果支持有機農業的消費者越來越多，自然能夠形成一股力量，慢慢地改善台灣的有機環境。支持有機農民，等於是保護自己生長的土地，因為空氣、水質都是流通的，大量的化肥與農藥灑在台灣的土地上，最後受害的還是自己。因此，我們應該要多多支持台灣的有機產業，愛用台灣貨。

建議有空時可以多逛逛不同的有機商店，與店裡的主人互動、聊天，瞭解他們的經營理念及商品來源，如果這家店主人很有愛心，臉色祥和，他對有機農場的概念也會比較清楚，並用心地尋找好產品。

高能量的米

米本身是種子，種子內蓄積了很多能量，原本是營養很高的食物。但因社會形態的轉變，現代人吃到好米的機會卻越來越少。

過去的農業社會，農民將稻米收割以後，通常會將未脫殼的米放在稻草做的穀倉裡面，這是保存米最好的方法。以前的人還會將米保存至少一年再食用，這種米稱為「舊米」。穀類及種子有個特性，它們只會在最適合生長的環境下發芽，如果沒有泥土、水等要素，它們就不會浪費自己的生命去發芽。因此，保存良好的舊米不會發芽，但是放的時間較久後，種子內的酵素會自行分解它們自己，將澱粉轉化為醣。當我們吃進已放置一段時間的舊米時，舊米已經部分分解。這也是以前的人認為吃舊米比較容易消化、吸收的原因。

然而，現代的商業社會，並無法像過去一樣將米保存那麼久的時間。比較常見的做法是將採收下來的稻米立刻送進碾米廠，將米糠去掉，並進入銷售流程，雖達到商業利益卻反將米最營養的成分去掉，實在很可惜。目前，市面上有以下幾種米，簡單比較如下。

1. **糙米**

稻穀脫殼後但仍保留著外皮、糊粉層和胚芽的米，可提供人體豐富維他命B群、礦物質和微量元素。稻米最精華的營養成分幾乎都在糙米中。

2. **胚芽米**

糙米碾去米糠層保留住胚芽的米。胚芽就是米發芽生長的部分，是生命力之所在。它沒有糙米所擁有的纖維與部分營養素。

3. **白米**

糙米碾去米糠層及胚芽，剩下的部分就是精製過的白米。換句話說，米粒原本平衡的陰陽特性、酸鹼度都遭到破壞，反而變成一團酸性過重、容易導致肥胖的碳水化合物。白米去掉了稻米最珍貴的養分，營養價值非常有限，可說是死掉了的米。

就米飯的口感而言，白米較好吃，但從營養的觀點來看，糙米的蛋白質、脂質、纖維及維生素B_2、B_6，特別是維生素B_1的含量都比白米高，胚芽米的特性則介於糙米與白米之間。因此，建議應該多吃糙米、胚芽米，少吃白米。

不過，像糙米這種全穀類的米，比較難消化，對腸胃不好的人來說是很大的負擔，甚至還有人一吃糙米就胃痛。對於胃不好的人，建議吃胚芽米，或是將糙米浸泡過後再煮成粥，如此即可兼具營養與消化。

在美國，有個病人告訴我她的小孩常嘴角破，不知如何是好？詢問她家裡的飲食習慣之後，發現她那唸中學的孩子很偏食，愛吃甜食、喝可樂，三餐也只吃白麵包、白飯和肉，蔬菜水果很少碰。我建議她從白飯和白麵包做改變，教她如何煮好吃的糙米飯，因為糙米中含有豐富的維它命B群，對嘴角破很有幫助。小孩的飲食教育很重要，最好從小就由父母控制和輔導，不然長大離家後就很難改變了。而這位媽媽自從轉換家裡的飯食之後，小孩嘴角破的情形也就很少發生。

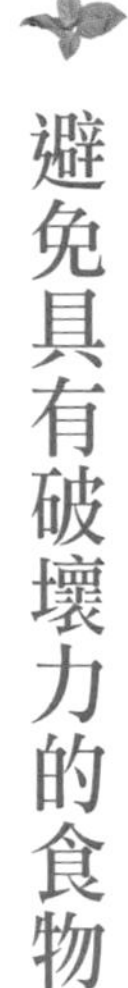

避免具有破壞力的食物

吃到好食物會讓人全身充滿純淨的能量，萬一不小心吃到不好的食物，反而會破壞身體的機能，挑選食材時應盡量避免。

這些食物最好不要吃

● 蔥、蒜、韭菜

蔥、蒜在培養皿上是具有殺菌力的，尤其蒜可以幫助心系血管，讓血液不易黏稠，西醫認為是好食物。可是，蒜屬於一種很刺激性的食物，讓人的腦子比較不容易達到穩定的狀態。加上，它很容易上火，所以，喜歡吃蒜、蔥的人，通常火氣都比較大。

一般來說，蔥、蒜、韭菜這些刺激性較強的食物，會讓腦波停留在比較不穩定的貝塔波，而比較難讓腦波進入較穩定的阿法波（α波）或是進入比較專注的、寧靜的腦波裡。所以，當人需要專注或是小孩不容易專心時，應該考慮不要吃太多這種食物。對修行的人來說，更是應該避免。

●榴槤

印度的阿育吠陀將榴槤稱為泰國的威而剛，基本上，它對人的情緒是很不穩定的，也是破壞性比較強的食物，尤其在心智上。人的情緒一旦不穩定，身體的機制也隨之不穩定。此外，它的油脂與卡路里都很高。

●太甜的水果

太甜的水果就像其他的甜品、甜食一樣，也會加速老化。現在的水果比以前甜很多，因為現代有很多接種或改良品種，將水果的酸味淡化或去除掉，讓現代的飲食越來越不自然和產生偏差。其實，我們應該均衡地攝取自然原味的食物，若只是偏好於自己喜歡的口味，五臟六腑就會受到影響，身體也會處於不平衡的狀態。

●含茄靈毒素的食物

茄靈毒素（或譯成龍葵素）在還沒有煮熟的茄子、青椒、綠番茄上都可以發現。茄子、番茄、馬鈴薯都是屬於茄科的植物。這些茄科的植物對於身體處於發炎狀態的人，最好盡量避免，譬如：關節炎患者、癌症患者。我有個五十幾歲的糖尿病女病人，長年被關節疼痛所苦，再加上冬天都會起紅疹，每次去看皮膚科醫生，都給她類固醇的藥，二十幾年來無法根治。我就叫她避開所有茄科食物和糖，由於她配合度非常高，不但關節疼痛好很多，擦了二十幾年的藥也停用了。

由於深色的茄子或番茄還是有它的營養成分在，偶爾仍可食用，但一定要煮熟，避免生吃。同時，煮茄子的時候最好加點薑黃，因為薑黃會讓人的組織細胞擁有很強的復原能力。

● 馬鈴薯

1. 馬鈴薯削皮後，可以看到一層青綠色的物質，這個物質有毒，含有很多的Solanine（茄鹼，茄靈毒素，或譯成龍葵素），人體食用後輕則噁心、嘔吐、腹瀉、腹絞痛，嚴重的話還會引起心律不整。此外，發芽的馬鈴薯芽有毒，若非吃馬鈴薯不可的話，請多加留意。
2. 從西醫的觀點來看，馬鈴薯的澱粉是升糖指數（Glycemic Index）很高的食物，不論是哪個品種的馬鈴薯，它的升糖指數比糙米飯、白飯以及麥都高，甚至有些品種的馬鈴薯升糖指數比糖還高，表示吃它比吃糖還要容易讓血糖飆高。此外，因為它是純澱粉，含量又特別多，不僅不適合糖尿病人食用，一般人吃了也會對胰臟造成很大的負擔。

3. 一項動物實驗顯示，基因改造的馬鈴薯會使動物的大腸容易產生細胞增殖，也就是組織病變的開始，而市面上很多馬鈴薯都是由基因改造的。

4. 從印度傳統醫學阿育吠陀的角度來說，馬鈴薯屬於增強風的風性食物，易讓人的情緒不穩定。他們也發現，以馬鈴薯為主食的民族較好戰、容易激動。事實上，如果血糖容易很快上升或下降，情緒自然容易不穩定。所以，我們應避免吃這種食物。

不管是從中醫、西醫、印度醫學來看，馬鈴薯都不是好食物，炸馬鈴薯、洋芋片等不健康的食物應盡量避免。雖然德國曾經做過一項實驗，胃酸逆流的病人喝了生的馬鈴薯汁以後，可以緩解症狀。但這個實驗並沒有對照組，無法確定病人是否因為食用馬鈴薯汁或是其他的食物所致，或許是因為其他食物而緩解症狀也說不定。

●反季節水果

反季節水果，指的是生長在溫室裡，透過科學設備及提高室溫等手段改變生長環境，從而讓植物的成熟季節改變而長大的水果。基本上，反季節水果本身是沒有危害的，但某些不法果農常過量使用植物生長調節劑，促進果實早熟，以增加產量。這種水果雖然顏色漂亮，但裡面的果肉尚未成熟，不但嚐不到香甜的鮮味，營養成分自然也跟著縮水。為了避免買到反季節水果，應眼觀、手摸、口嚐，仔細辨別水果質量的優劣。

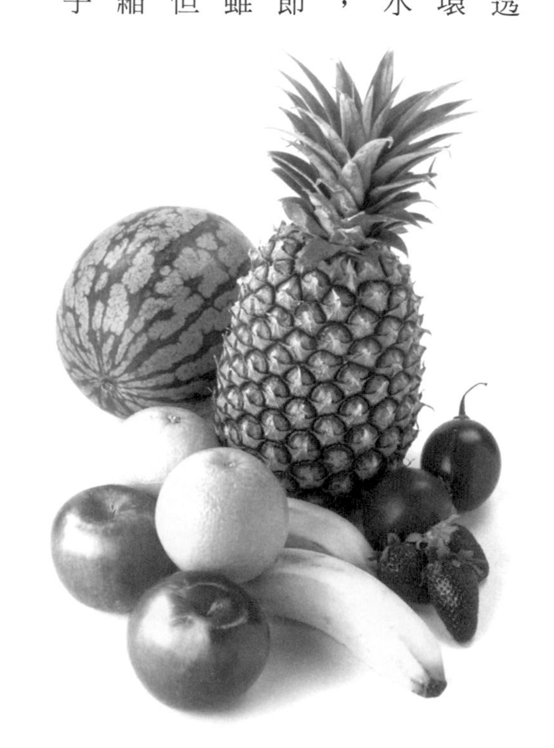

1. **眼觀：**若水果個頭很大，顏色鮮豔異常，可能過量使用生長調節劑。譬如，香蕉看起來很黃，但香蕉把頭還是綠色的，就有可能在沒有成熟之前使用了催熟劑催熟。
2. **手觸：**有些水果成熟後摸起來是軟的，像芒果、香蕉等，若水果表面看起來好像已

經成熟，摸起來卻很硬，也有可能是過量使用生長調節劑。

3. **口嚐：**如果方便的話，買水果前最好先嚐一嚐水果的味道再購買，淡而無味、或只有甜味而無水果本身自然的香味，這樣的水果也有可能是過量使用生長調節劑或基因改造過的。

少吃糖，抗老化

AGE（Advanced Glycation End product）在研究老化的醫學是很夯的一個主題，而AGE的形成又與糖脫離不了關係，若說少吃糖可以抗老化，這句話可是一點都不為過！

為什麼糖與老化有關呢？因為糖和蛋白質交叉產生的連接反應會形成一種叫做AGE的物質（糖和脂肪或核酸結合，也有可能產生AGE，但糖和蛋白質的結合最為常見）。當AGE形成時，如果體內的血糖偏低或在正常範圍內，糖會自動脫離；如果體內的血糖長期偏高，AGE會改變其組織和功能，對身體造成傷害。

由於我們人體內很多地方都有蛋白質，AGE一旦形成，可能會使皮膚及其他組織的彈性喪失，出現皺紋、加速老化。也有可能會使血管的蛋白構造產生變化，引起動脈硬化、血栓、慢性腎炎等疾病。如果在眼球水晶體和玻璃體之中的ＡＧＥ堆積，則會造成眼睛的傷害。所以，有些糖尿病人和老年人一樣容易產生心臟血管疾病以及白內障、青光眼及視網膜退化等眼睛疾病。因此，避免或減緩ＡＧＥ的形成，可以預防老化並維護身體的健康。

那麼，如何才能減緩ＡＧＥ形成的速度呢？答案是：避免吃太多的糖及精製澱粉，以及烹調時盡量少使用糖，因為食物加熱的過程中，若食材含有糖、蛋白質或油，也較容易產生ＡＧＥ。

如此說來，糖實在沒什麼好處！然而，糖在我們的日常飲食中卻是無所不在，舉凡果醬、果凍、冰淇淋、果汁、汽水、各式各樣的點心……等，都有糖的蹤跡。很多產品雖然不叫糖，但是其實也含有糖的成分，譬如：楓糖漿、玉米糖漿、黑糖、麥芽糖、蜂蜜、糖蜜等等。以糖的萃取來說，甘蔗要經過多層的萃取，在這個過程中，反而把對身體有益的糖蜜都拿掉了。萃取出來的糖，如果漂白就叫白糖，沒有漂白就叫黑糖（brown suger），事實上都是沒有營養、徒增卡路里的東西。包括台灣人常常使用的冰糖，都是超級精緻的糖，不建議使用。

如果偶爾要吃一點糖的話，我建議用全糖（或稱粗糖），它的來源也是甘蔗，但它是還沒有經過精製的糖，裡面含有黑糖蜜、礦物質和維生素。此外，使用純有機甘蔗汁熬的甘蔗蜜，或是蜜棗所熬成的蜜棗汁也不錯。

●糖尿病人也可以吃的糖

如果糖尿病人想吃糖，建議採用甜菊糖（Stevia）或木寡糖（Xylo-oligosaccharide），因為這二種糖不會增高血糖。甜菊糖是從甜菊葉提煉出來的自然產品，甜度為蔗糖的兩百到三百五十倍，熱量只有蔗糖的三百分之一，在日本非常風行。木寡糖可以幫助有益菌在腸道中成長，增加鈣、鎂等礦物質的吸收，並將一些不好的毒素排出。牛蒡、韭菜、洋蔥、蘆筍等都含有木寡糖。

除了甜菊糖、木寡糖以外，糖尿病人也可食用木糖醇（xylitol），但不宜多食，因為過多會造成血中三酸甘油脂升高。木糖醇是從白樺樹和橡樹等植物中提取出來的一種天然植物甜味劑，由於木糖醇不容易被微生物發酵產生酸性物質，所以能減少齲齒菌和齒垢的產生，對預防齲齒有一定的功效，所以有些牙醫會推薦飯後咀嚼含有木糖醇的口香糖來預防蛀牙。

以上三種糖的缺點在於它們是經過提煉後的糖，消費者無法確定提煉的過程是否安全，品質較難保證。建議挑選信譽良好的廠商，比較安全。

●不可使用的糖

人工甘味料（庶糖素）最好少用，畢竟這是非自然的產物，雖然目前尚無人體傷害的報導，但因非全自然，仍具有爭議性。不可使用的糖包括人工代糖、阿斯巴甜（Aspartame）、醋磺內酯鉀（Acesulfame K或ACE-K）、糖精（Saccharin）等。

阿斯巴甜不耐熱，加熱後會產生毒素，故不適合烹煮或烘焙，通常只在溫、冷飲中使用，目前市面上可以見到的商品有三多甜、健怡糖、金美適甜、EQUAL（怡口）等。比較特殊的是，阿斯巴甜在腸道中會被分解，由於其中含有苯酮酸，患有苯酮尿症的患者無法代謝苯酮酸，所以添加阿斯巴甜的食品，其包裝上必須標示「苯酮尿症患者不宜使用」的警語。此外，患有纖維肌痛（Fibromyalgia）症候群的患者也應避免使用阿斯巴甜，以免全身肌肉無力或痠痛的症狀會更加惡化。

醋磺內酯鉀對熱穩定，可用於烹調與烘焙，但不被消化分解，食入後直接由消化道排泄。糖精是一種無熱量、由人工合成的甜味劑，食用後會有輕微的苦味和金屬味殘留在舌頭上。動物實驗曾經證實，糖精有致癌的風險，美國食品藥物管理局也規定「糖精可能致癌」的警語必須標示在食品標章上。

小心人工調味料

我剛回國時，外食機會較多，只吃個幾餐就開始長青春痘，我知道，這是菜裡的人工調味料及加工製品在作祟。因為我自己做菜，從來不使用味精等人工調味料，因此，我對於添加物的反應也特別明顯。雖然我常常交代廚師不要放味精，他也信誓旦旦沒有放味精，可是我只要外食，腦部就會出現「啪、啪」的放電反應，後來我終於發現問題的癥結，原來，味精沒有消失，只是以不同的名稱出現而已。而且調味料的問題不只是味精，還有防腐劑或化學添加劑，這些都不是由食品所製造，而是在化學實驗室調配出來的物品，對人體有害無益。

美國有位很有名的腦神經外科醫師，發表了一些研究報告，指出味精會導致帕金森氏症、老年癡呆、腦神經退化等問題。Mono-Sodium Glutamate（ＭＳＧ），是味精的原文。它不只會造成腦神經退化，也會傷害視網膜的細胞及下視丘，美國食品及藥物管制局已經禁止廠商在嬰兒食品中添加ＭＳＧ。

近幾年來，在許多醫師的推廣下，很多人已經改掉吃味精的習慣。然而，商人也有他們的因應之道，譬如，日本的烹大師號稱它們是「鰹魚風味的味精代用品」，還有廠商打廣告宣稱「用味精的時代已經過了，使用xxx可以讓料理吃起來更鮮美可口喔！」不論廠商怎麼說，他們的主成分還是味精！台灣的消費者在這方面應該特別小心留意，因為台灣食品含有很多的添加物，日積月累對身體造成很大的負擔。很多人常抱怨容易累、皮膚變差，其實這是身體發出的警訊，有可能是肝或腎等排毒器官出現問題，只是大部分的人都忽略了。

建議大家將Mono-Sodium Glutamate（ＭＳＧ）這句英文記下來，只要是成分表裡有這樣的添加物，不管廠商取什麼好聽的名字都不要上當。此外，很多店家標榜不用味精，但是他們使用很多的調味料和食材，裡面都含有很多味精之類的成分，包括味醂、味之素AJINOMOTO、hondashi 烹大師（鰹魚素）、酵母萃取物（yeast extract）、大豆分解蛋白（hydrolyzed soy protein）、（素）雞粉、（素）肉湯調味料、（素）蠔油、（素）高湯粉、素食調理包、素食調味粉、沙茶醬、海鮮醬、甜麵醬、豆瓣醬、魚露、醬油、醬油膏、柴魚味素（或柴魚）、鮮美露、天然香菇蔬果味素、核酸系、五香蒸肉粉……等都是屬於高味精類的製品。

積少成多的添加物會增加身體的負擔

自然界裡的食物，很多都是好食物，然而，現代的飲食變得相對困難，問題就出在農人及商人在採收、處理的過程中動了手腳。有一次，我想吃蓮藕，但是有機商店買不到，於是我到傳統市場去找。我看到菜攤桌上有兩堆蓮藕，一堆白白嫩嫩的、很漂亮，另一堆則是黑黑醜醜的、賣相很不好。我跟老闆說：「我要那些帶泥土的。」老闆笑說：「小姐，妳識貨喔。」回家以後，我拚命地洗，再怎麼洗也無法將蓮藕洗成菜市場擺出來的那麼白。請問，那些白白的蓮藕怎麼來的？還有一次，我上餐館吃飯。服務生端出了一盤生筍，我才咬一口就吐了出來，因為我長期吃原味的食物，舌頭已經很敏感，我一吃就知道那盤生筍加了化學藥品，因為筍子一挖起來，經過幾個小時後顏色就會變深。商人為了延長商品在市場上的販賣時間及賣相，不惜為食物漂白。當我們吃下這些加工食品時，恐怕也吃進去一堆漂白劑。

以上的例子，只是冰山一角而已，事實上，現代的加工品及再製品已多到讓人眼花撩亂的地步。所謂的再製品，指的是「非由食材本身料理，額外製成的物品」，包括蛋糕、麵包、餅乾……等都是再製品。譬如，很多人每天吃的麵包，麵包店為了做出鬆軟好吃的麵包，必須要加很多的膨鬆劑、人造奶油、奶精、化學酵母、人造香料……等化學物品，這些對身體都是有害的。雖然，政府特別針對合法的食品添加物，訂定了使用範圍及使用量標準，然而，因為食品添加物不是天然存在於食品中，而是另外製造的，對其毒性自然要特別顧慮，若遇到不肖廠商違規增量使用添加物，對於人體的傷害不容小覷。

以鬧得沸沸揚揚的毒奶粉事件為例，相關單位驗出某些奶粉、氨粉以及做食品黏著劑的蛋白粉都含有超標的三聚氰胺，其實，這些東西常存在一些食品添加物裡。譬如，蛋白粉常常用來做魚漿、蝦丸、火腿、素火腿、魚丸等等，幾乎很多製成品都含有蛋白粉。吃太多的蛋白質本身對腎臟就是一個負擔，如果這些蛋白粉的來源又含有對腎臟很具傷害力的三聚氰胺，等於是雪上加霜、毒上加毒，難怪國人洗腎的比例越來越高。

所以，我們最好是吃原本的食物，而不是吃食品及再製品。雖然有些再製食品只有很少量的添加物，但是積少也會成多，譬如，午餐吃蛋糕與麵包，晚餐吃少量的火腿、魚丸、甜不辣和魚板，每一樣食品的添加物含量都是在規定的範圍內，合起來後有可能會超出安全用量。此外，有些食品雖在美國製造，但其原料卻是從大陸、越南進口，所以並非在美國或日本製造的食品就是安全食品。

能夠為自己健康把關的人，唯有自己而已。如果非得吃經過加工製造的食品，最好還是選擇印有食品驗證標章的產品較有保障。（福智之聲出版社《慈心大地——健康食品好人生》一書，列有常見的再製品及食品添加物，有興趣的讀者可參考。）

現代商人很厲害，消費者想吃的口味，他們都有辦法製造。譬如：肉精、蜆精，很多芒果不是真的芒果，芋頭也不是真的芋頭，甚至大家常吃的粉圓，很多經過化驗後都發現內含大量的防腐劑（因為粉圓本身很不容易保存），真的很令人痛心。試想，吃進了那麼多的化學合成物，身體怎麼會好？

所以，花時間關心並了解自己所吃進去的食物是很重要的。即使現代的食品添加物這麼多，總還是找得到用心製作、不含添加物的食品。在此提供一個簡單的測試法，夏天時如果想知道商家賣的魚、肉是否有問題，可以做個小實驗，那就是將買回來的魚、肉在室溫下放置一天，如果隔天沒有臭味，魚、肉依舊鮮豔漂亮，通常都加了不該添加的物品，以後就避免光顧那家商店。此外，正常的豆腐是上午做好，下午很快就會酸掉，如果在室溫下擺放一天還沒有臭味的豆腐，那家店以後還是敬而遠之比較好。

健康，一定要靠自己。我非常鼓勵大家用心尋找不含人工添加物的食品並廣為宣傳，用行動支持好的產業和商家，同時，也鼓勵大家盡量在家裡吃，即使是麵包，都可以使用麵包機在家裡自己做，口味絕對跟外面的不同。此外，盡量減少外食，因為外食很多容器不但不環保，有些餐具遇熱還會釋放出毒素，尤其是在裝熱食的情況下，因此有安全上的顧慮。最好養成從家裡帶食物出去的習慣，省錢、健康、安全又環保。

刺激性的食品最好少碰

● 酒精

酒精所經之處，包括胃、食道等器官的黏膜都遭到破壞，對肝也有很大的影響與殺傷力。如沒有肝病的人，偶爾喝點酒，像紅酒還不至於傷身，若有肝病，實在不宜喝酒。

● 咖啡

研究報告的結果有好有壞。如果純粹是黑咖啡，一天一杯對身體不會有太大的壞處。不過，若加了奶精、糖等添加物，有可能加入反式脂肪酸，喝進對身體不好的加工品。前一陣子，報載有人早餐習慣喝一杯連鎖咖啡店賣的焦糖瑪奇朵，直到肥了十多公斤、量血壓發現收縮壓高到一百四十毫米汞柱，才發現不能再這麼喝下去。後來，這名消費者慢慢減少飲用次數，再漸漸喝少糖或不加糖的咖啡，才逐漸恢復到原來的體重。如果戒不掉咖啡的人，至少不要加糖，減少對身體的傷害。

● 高咖啡因飲品

濃茶，烏龍茶和綠茶其實有很多的咖啡因，孕婦及小孩一定要避免。此外，對長期生活在壓力下的人來說，攝取越多的咖啡因，不但無法達到鎮定腦部的效果，反而會帶來更大的壓力。

● 汽水／可樂

1. 汽水一般都是冰的，對身體很不好。
2. 它內含的碳酸會讓身體呈現酸性，也容易造成骨質疏鬆，讓鈣質從骨頭中流失掉，百害而無一利，絕對不能碰。美國也規定中小學校園的販賣機不能銷售汽水。
3. 一顆牙齒丟在可樂裡，過幾天牙齒就會自動溶解。基本上，可樂是個很好的清潔劑，且因其含有大量的糖類或代糖，並不適合飲用。糖類容易造成蛀牙、肥胖及廢水的囤積；有些醫療專家認為，代糖有可能造成腦部的病變，也有可能跟自閉性小孩有相關性。因為人體很難代謝掉代糖，加上它是比較新的產物，長期使用是否會引起副作用，目前還不清楚，最好避免食用。
4. 若非喝飲料不可，建議可選用陳稼莊所推出的多種自然果汁飲料代替。

魚、肉、蛋、奶，少吃為妙

約莫三、四十年前，魚、肉、蛋、奶還是很好的營養食物。因為，當時的台灣人普遍窮困，大部分人幾乎吃素，偶爾逢年過節才有機會吃到肉食，因此，營養補給的效果非常顯著。然而，今日的台灣，很多人吃魚、肉、蛋、奶卻吃出了問題。為什麼以前被認為有營養的食物，如今卻有害健康呢？答案就出在養殖方式及環境汙染。

●魚

養殖魚業為了避免魚、蝦受到細菌感染而下了很重的藥，和農業種植噴灑農藥殺蟲的道理很像。深海魚類，也因嚴重的海洋及重金屬汙染，失去本身的營養價值。以遠洋漁船的作業方式來看，它們一出海就是一年半載，所以船員帶了很多的食品罐頭及電池，許多人用完這些物品時並沒有特別將垃圾收集起來，而是直接丟到海裡，造成汙染。甚至還有人曾在深海魚的肚子裡發現塑膠袋，而這種魚是生活在六千到八千呎的深海裡，可見海洋汙染有多嚴重。

● 肉

讓我們來做個簡單的實驗，即可知道肉類對人類身體的傷害。方法很簡單，只要將從市場買回來的肉放在室溫中一天，看看它會臭成什麼樣子，就知道這塊肉進入人體以後，在自己腸道裡的模樣。原因在於，人體的平均溫度是37℃，比室溫還高，如果肉在室溫裡會開始腐壞，那麼自己的腸道累積了多少毒素也是可想而知。

更何況，現代的畜牧養殖為了將動物的生長期縮短，餵養動物吃過多的荷爾蒙與抗生素，強迫牠們以非自然的方式快速長大。加上，動物面臨被屠殺或死亡的威脅等極大壓力下，身體會釋放出毒素，就像人類面臨很大壓力時，也很容易得到心系血管疾病或一夜白髮的情形。人類吃下這些帶有多重毒素的肉，等於攝取太多身體不該攝取的東西，更可怕的是，這些動物以如此非自然的方式進行異常繁殖，只是為了滿足人類的口慾而已，這樣的行為不但破壞了動物自然進化的過程，也傷害了人類生存的水土環境。

以食物鏈來看，動物吃植物及飼料，人類吃聚集在食物鏈末端的動物，等於成了直接受害者。有研究指出，人類為了要吃這一克的肉，連帶吃下去的農藥含量是吃同等量蔬菜的13倍到40倍，所以肉還是少吃一點。

●蛋

如果是古時候所放養的雞所生的蛋，可說是好食物。因為放養的雞在原野裡四處跑、自己抓蟲子吃，生命力非常旺盛，牠們所產下的蛋就是高能量的好食物。加上，以前的人吃蛋的量不像現代人那麼多，所以，偶爾吃一次蛋對以前大部分缺乏優質蛋白質的人來說，是很營養的。可是，現代的雞被餵了很多荷爾蒙和抗生素，又被集中在雞舍裡飼養，這群不健康、壓力又大的雞，生出來的蛋也健康不到哪裡去。如果仔細觀察可以發現，現在的蛋殼都很脆弱，很容易破掉，這代表牠們根本沒有足夠的養分可以讓蛋殼長得很厚，這樣的食物營養比較差，並無法給我們足夠的養分。此外，蛋是酸性食物，而且一顆蛋的膽固醇就等於一天的量。以現代人的飲食習慣，很容易就過量，不可不慎。

●奶

缺點實在太多，簡直百害而無一利。早在十幾年前，我還在哈佛唸營養學博士班的時候，學校教授們就提出了許多不利於牛奶的研究報告。當時，美國的大型牛奶業者原本贊助我們研究室很多經費，後來因為這些報告相繼出爐而撤掉大筆獎助金額。可是，我的系主任認為應忠於研究報告的真相，不但沒有退縮，還極力宣導。只可惜，大型的牛奶業者花大錢廣告牛奶的好處，現代人對於牛奶仍然存有許多迷思，茲將其缺點一一詳述如下。

1. 從進化論來看。所有的哺乳動物，斷奶後不會再繼續喝母奶，更何況是喝其他哺乳動物的奶，如此非常違反自然生態。而且，每一種哺乳動物所產生的奶，成分完全不一樣，牠們的奶只適合自己的下一代。

在人類的進化裡，需要花費十幾年的時間才能長大成人，可是牛不一樣。小牛剛生出來才將近兩百磅，僅需要短短數年的時間就可以長成大約一、兩千磅的成牛，和人類的成長速度比起來簡直是飛快。所以，有些喝牛奶的小孩長得比喝母奶的孩子還快，媽媽們也特別開心。不過，提醒這些媽媽們，長得太快不見得是一件好事，反而有可能為孩子埋下一個癌症的潛伏因素。因為動物細胞在快速分裂的時候很容易出錯而失去正常的控制，若其中一兩個細胞產生突變，癌細胞就因應而生。所以，癌症的發生原因之一在於，我們吃了太多我們不應該吃的東西，導致細胞異常突變、增生。雖然癌症的成因不會只有單一的原因，但在統計數據上，肥胖的確比較容易導致癌症。動物實驗指出，只要老鼠的食量降至平常的三分之一，牠的壽命可以延長很多。所以，吃得多、長得快不見得是好事。喝牛奶也不是一件好事，因為牛奶裡的生長激素、蛋白質的含量與種類，只適合斷奶前的小牛吃。

2. 牛奶裡的酪蛋白不容易吸收、代謝與消化，甚至容易引起過敏。如果喉嚨常有痰或有過敏體質的人，牛奶、乳酪都會加重喉嚨生痰的現象。以中醫理論來看，組織與組織間的痰，如果沒有好好地新陳代謝或循環不好，廢物排不掉、越積越多，就是癌症等病症的起因。

3. 很多人有個迷思，喝牛奶是為了補充鈣質。然而，雖然牛奶有很好的鈣含量，但牛奶裡的蛋白質較容易讓鈣質從腎臟流失，所以，牛奶無法幫我們補鈣。統計數據也顯示，全世界吃很多奶類製品極高的國家，譬如：芬蘭、美國等，也是骨質疏鬆率最高的國家。

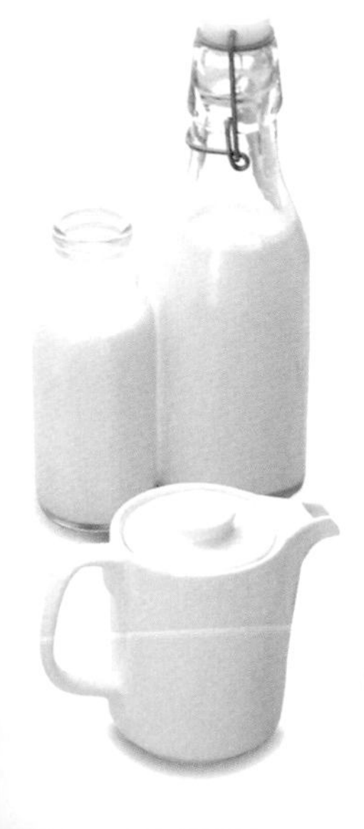

4. 美國曾有一則相當引起注目的新聞，有一個人去法院控告牛奶公司，因為他一直相信牛奶業者的廣告說喝牛奶對人體很好，結果他就常常喝，直到得了心肌梗塞後才知道，原來牛奶對心系血管不利，他非常生氣，所以一定要控告牛奶業者。事實上牛奶裡的脂肪是飽和脂肪，真的很不利於血管，容易造成血管阻塞的問題，例如：中風、心臟病等。

5. 現代的牛大部分被施打荷爾蒙，以生產出更多的奶供人食用。問題是，這種非自然的做法讓牛變得很不健康，加上拚命擠奶的過程，奶頭很容易發炎。發炎以後，奶農只好施打抗生素。美國的研究報告指出，在他們抽驗的牛奶裡發現很多紅血球和白血球，那些東西就是「膿」和「血」！

很多人會反問，有些畜牧民族的主食是牛、羊奶，卻依舊活得很健康。其實，那是因為他們養的牛、羊是以草原上的草為主食，草地沒有農藥，他們也不會為牛、羊施打抗生素、荷爾蒙。所以，他們不會有那麼多的問題。而且，我們人體裡的某些轉化型基因會隨著氣候、環境變化，畜牧民族食用當地生養的食物以繁衍後代，幾代下來，他們的基因早已適應肉食及牛、羊奶飲食的方式，所以，蒙古族不用吃太多蔬菜，因為他們的基因和我們不一樣。簡單一句話，凡事都要照自然法則而行才對。

基因改造食品對身體會不會有影響？

我們買黃豆時，常常可以看到「非基因改造」的標示。為什麼要特別強調這件事呢？因為基因改造食品仍是一個很大的爭議。

較早期的研究發現，東方女性得乳癌或男性得攝護腺癌的比率都很低，但西方女性得乳癌比例卻偏高。這個結果引起西方研究人員的興趣，他們進一步研究後發現，東方女性偏好吃黃豆製品，而黃豆製品裡含有很豐富的植物性荷爾蒙，於是他們將植物性荷爾蒙提煉出來再去做研究，結果顯示並不會降低罹患癌症的機會，而且西方女性即使吃較多的黃豆製品，在健康上也沒什麼特別的好處。這個發現，讓研究人員相當好奇：「同樣是黃豆製品，為什麼東方女性吃有好處，西方女性卻沒享受到好處？」於是，研究人員再深入探究後發現，原來美國很多黃豆都是基因改造的，與傳統大陸型的黃豆不太一樣。大陸型的黃豆比較小顆、偏黑，基因改造的黃豆品種又白又黃，過去是豬隻的飼料。

以上的研究結果，點出了基因改造黃豆製品的問題。因為基因改造違反了大自然法則，把時間拉長來看，目前我們還無法得知它可能導致什麼後果。或許它對健康不會有太大的顧慮，然而我們需要更長的時間才能得出結論。

不過，近年來，我發現台灣很多的黃豆製品也是基因改造黃豆所製成，心中不免感到憂慮。除了荷爾蒙的濫用以外，飲食西化以及大量的基因改造食品，對於乳癌及攝護腺癌的年輕化是否有相當程度的關聯呢？

我想，人還是吃自然的食物最好。至於基因改造的食品，還是盡量避免。

基本上，吃比較健康的食物，並不代表我們放棄美食的享受，而是一種選擇。我們選擇了輕鬆自在地活著，選擇了好的生命品質，選擇不受到生病的痛苦、折磨與恐懼。

健康或不健康？其實是一道選擇題。你願意選擇遠離恐懼、擁抱健康嗎？如果答案是的話，吃任何食物之前，一定要記得挑選有能量的好食物，並避免具有破壞力的食物。

喝茶的注意事項

柴、米、油、鹽、醬、醋、茶，大家耳熟能詳的開門七件事，講的無非是生活飲食的基本需求。其中的「茶」，更是影響民間宗教祭祀、婚喪喜慶等各個層面，許多人一日沒有喝茶就覺得全身不對勁，說是我國的「國飲」一點也不為過。

李時珍所著《本草綱目》中記載，茶味苦帶甘，性味寒，有「清頭目、醒昏睡」的作用。近幾年來世界各地關於綠茶的研究報告更是不勝枚舉，抗癌、抗菌、清血管、減緩老化等好處不一而足，雖說綠茶有這麼多好處，但並不是人人都適合喝茶。

- **腸胃不好、胃虛或寒涼的人，早上最好不要空腹喝綠茶，以免引起胃痛。**空腹時，茶葉中的部分活性物質會與胃中的蛋白結合，對胃形成刺激，容易傷胃。除了會對胃腸有刺激，空腹喝茶還會使消化液被沖淡，影響消化。
- **腎機能不好或腎虧者不宜睡前喝茶**，因為茶會增加夜尿，而且茶鹼本身有很強的利尿作用，老人家和體弱者更不宜夜間飲濃茶。

- **茶中的茶鹼具有抑制小腸吸收鐵的作用**。實驗證明，飯後飲用十五克茶葉沖泡的茶水，會使食物中的鐵的吸收量降低50%。
- **飯後立即飲茶，勢必沖淡胃液，影響食物消化**，同時茶中的單寧酸能使食物中的凝固物質，增加胃的負擔，並影響蛋白質的吸收。因此飯後最好隔一小時才飲茶。
- **茶葉裡含有大量鞣質**，如果服藥後馬上喝茶或用茶湯送藥，鞣酸將使藥物沉澱，藥物治療作用將會減低或失效。
- **孕婦不宜喝濃茶**，濃茶中過量的咖啡因會使孕婦心跳過速，對胎兒也會帶來過分刺激。因此孕婦宜飲淡茶，透過飲用淡茶，可補充維生素和鉀、鋅等礦物質營養成分。
- **兒童適量飲茶**，可加強胃腸蠕動，幫助消化；飲茶有清熱降火之功效，避免兒童大便乾結造成肛裂。另外，兒童飲茶或用茶水漱口還可以預防齲齒。

以上是綠茶的一般健康知識，但請記得，務必挑選無噴灑農藥、化學肥料及除草劑的乾淨茶葉飲用，這樣才不會喝進一堆毒素，反而對身體有害。

除了一般人常喝的綠茶以外，近年來，許多關於普洱茶的研究報告出爐後，普洱茶也越來越受歡迎。根據這些報告顯示，普洱茶含有許多人體所需要的微量元素，包括鉀、鈉、鎂、錳、鐵、硫、硒、鈷、鋅、鎳、鉬、鋇、鉻、釩、銅、鋁、磷等十七種元素。基本上，好的普洱茶具有很好的保健功效，尤其是大陸雲南原始林的古樹普洱。然而，市面上的普洱茶品質參差不齊，萬一喝到品質較差的普洱茶，反而增加身體的負擔，因此，認識普洱茶並學習如何挑選也是很重要的。以下提供幾個判斷普洱茶優劣的原則以供參考。

1. **外形：**茶葉的形狀。建議挑選散茶，較能看清楚茶葉的樣貌。緊壓的餅茶因經人工擠壓，經常會沾上手的氣味，難免影響茶葉品質。很多餅茶在製造時，裡面放了劣質茶葉梗，表面撒上一些茶芽，所以從外觀看起來很漂亮，買回家一撥開才發現上當了。
2. **外觀：**每一片葉子看起來的樣子。好的茶葉看起來有亮光、條索肥嫩、緊結。
3. **香氣：**泡出來的味道。好的普洱茶嗅來有淡淡的桂圓、玫瑰、樟、棗、藕等氣味，並伴有特殊的陳香。
4. **湯色：**泡出來的顏色。好的普洱茶湯色應是紅濃通透明亮，若是茶湯褐黑、混濁不清、甚至還有懸浮物的話，多是劣質的茶。

5. **口感**：好的普洱茶飲來甘甜、潤滑、厚重，並帶有陳香。茶湯入口，味覺香濃而不寡淡。陳香指的是普洱茶特有的醇香味，而非許多人誤解的黴雜味，帶有黴雜味的茶是發酵失敗的茶。

6. **葉底**：泡過以後的茶葉。開湯後看沖泡後的葉底，葉質應柔軟、有彈性，且色澤均勻。若葉底無彈性、花雜不勻、發黑，甚或腐爛如泥，均屬品質不佳。

古樹普洱的香氣深沉厚重，口感豐富，細細品嘗能感受到一股來自原始林闊野般的氣息。茶湯的醇厚度高，入口後有如絲綢般的細緻，韻味留於口腔，久久不散。當然，茶真的要喝過才會有所比較，所以多喝茶是了解茶的最佳方法，光是聽來的、看來的，都不如親自品嘗。我在此推薦「寶茶」所販售的普洱茶，以供讀者們參考。

第4章

吃出食物的原味

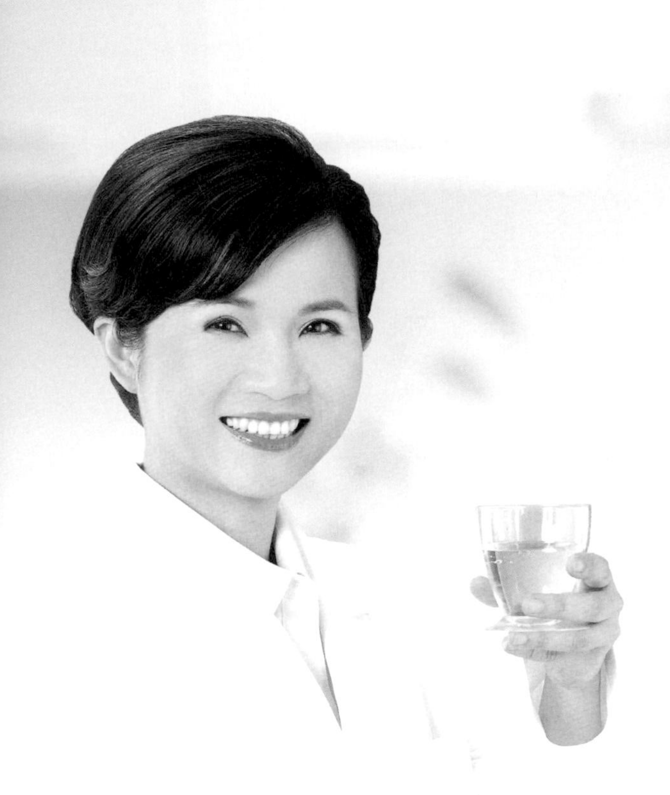

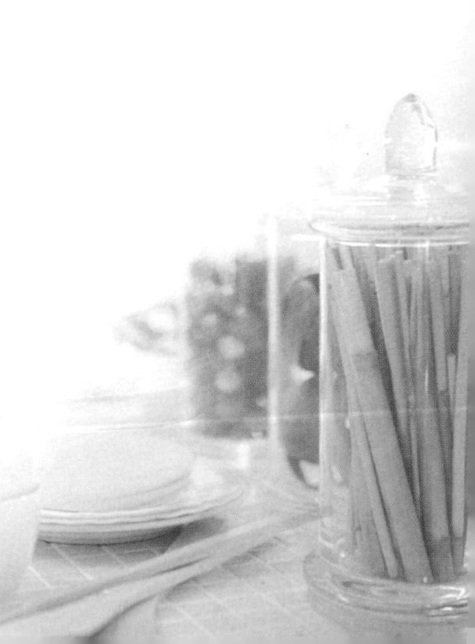

最好的飲食，就是吃出食物原本的味道。
當我們吃出食物的原味後，自然能夠得到大地給予的極高能量。
首先，食材最好選擇當地當令的新鮮食物，才具有生命力。
再來，奉行色彩均衡、注意烹調的方法、
使用的油與調味料、餐具的選擇等因素，
都可以幫忙引出食材本身最甜美的滋味。

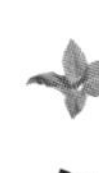

色彩均衡

不同顏色的食物帶給我們不同的養分，不能夠偏食，每一餐的食物最好顏色均衡，也就是要搭配不同顏色的食材，盡量不加調味料，以吃出食物原本的味道。基本上，我是以顏色、味道、食物酸鹼以及熱性和涼性來搭配食物。很多人炒青菜，往往一大桌都是綠色的蔬菜，沒什麼變化。其實，只要加點小配料，看起來就賞心悅目多了。以下幾個顏色的蔬菜，都是很好的搭配食材。

- **紅色**：紅蘿蔔、枸杞、紅棗、番茄、紅豆、花豆。
- **黃色**：玉米、南瓜、金針、黃地瓜。
- **白色**：山藥、白菜、白蘿蔔、荸薺、蓮子、白花椰菜。
- **黑色**：木耳、香菇、黑豆、黑芝麻。
- **紫色**：紫高麗菜、莧菜、茄子、紫山藥、甜菜根。
- **綠色**：菠菜、空心菜、綠花椰菜、青江菜、芥藍、香椿、油菜、茼蒿、地瓜葉、皇宮菜、芥菜、龍鬚菜……等。

少油煙的烹調法

台灣料理很多都是高溫快炒，對健康實在是很大的危害。一來高溫容易使油變質、產生毒素，二來也容易使食物失去原本的營養素，非常可惜。對家庭主婦來說，吸進這些油煙也會傷害到她們的呼吸系統。

以油的冒煙點來決定烹調法

任何油類只要達到冒煙點以上，就會開始變質。一旦油開始變質，等於吃進去一大堆毒素。因此，炒菜時避免讓油達到冒煙點，是很重要的。

不過，油分成很多種，每一種油的冒煙點（Smoke point，介於熔點與沸點之間）都不盡相同，因此，選擇使用哪種油來炒菜特別重要。

最好先放水、再加油

一般來說，我在煮菜的時候，會使用第一道冷壓的橄欖油或純冷壓苦茶籽油。但即使是冷壓的橄欖油，有些耐熱度還是很差。此時，有兩種做法。

● 油水煎法

1. 先放水，使用中、小火，等到水稍微滾了，再放油。因為先放油再放水，油很容易往外噴。我自己稱為這種做法為「油水煎法」。
2. 使用中、小火煮水，可以降低溫度。因為水的沸騰點是100度，能夠幫助降低整鍋的溫度。如果直接用油熱鍋的話，溫度會直逼200～300度。當油的溫度高到200～300度，油質也會產生變化並且冒煙。這也是為什麼有些長年待在油煙廚房的家庭主婦，容易罹患一種特定的肺腺癌的可能原因。

● 水煮法

先以水煮菜，將菜撈起來後，再拌油和調味。

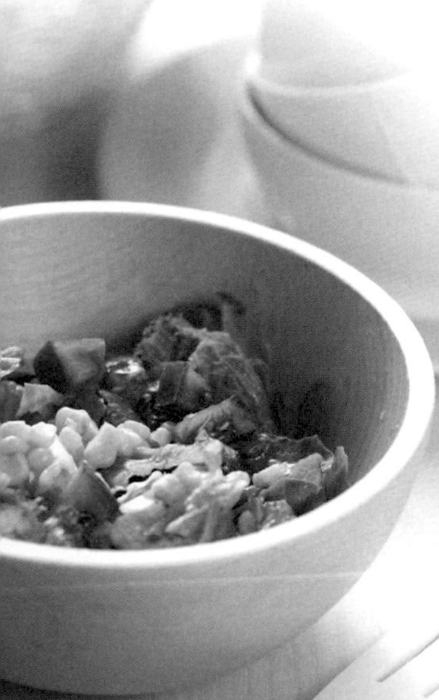

在所有的烹調法裡，蒸、煮以及油水煎烹調法，對人體來說是比較好的。因為油在高溫下容易變質，油炸的烹調法較不健康，最好少吃油炸食品。

料理澱粉，避免高溫油炸

任何澱粉類只要在高溫（125℃）下，都會產生一種 acrylamide 的物質。這種物質在動物實驗裡已顯示為致癌物，對人體的危害尚屬未知數，目前，美國食品藥物管理局（FDA）正在進行研究。在正式的研究報告出爐以前，料理澱粉類食物時，最好還是避免高溫油炸，譬如：炸薯條、炸洋芋片……等，在美國是產生 acrylamide 最高的食物，應盡量避免。

避免使用微波爐

微波爐完全破壞食物的分子、水的結構，並產生破壞人體的自由基。吃微波過的食物，等於吃進一堆負能量以及自由基。

如果有興趣的讀者，可以自己在家簡單做個實驗。方法就是用微波加熱過的水和一般煮過的水，兩者放至室溫後，再同時拿去澆花。不用一個禮拜就可以很明顯地看出，使用微波加熱過的水所澆的花已枯萎，另一株則健康正常地活著（選擇生命力較弱的花或植物差異會比較快看出來，生命力強的植物需要較長的時間才能看出差異性）。

透過這個實驗，可以知道微波加熱過的水對生命是不利的。現在很多上班族自己帶便當，或許自己煮的食物比外食健康，然而，一經過微波加熱過的食物，養分也被破壞殆盡。在此提供一個簡單的小方法。如果自己的便當是前一天晚上做好再放冰箱的話，隔天早上從冰箱拿出便當、帶到辦公室後，直接置放於室溫中即可，不必再放到公司的冰箱。然後，自己買一個黑色的鍋子放在公司的陽台當作ＤＩＹ的太陽能烤箱，因為黑色很能吸熱，利用天然的太陽能加熱，能量很強，只要加熱一個鐘頭即可食用。

特別提醒，便當盒的材質最好使用不鏽鋼或陶瓷、玻璃等，而不是微波專用的塑膠便當盒。

慎選食用油

可用的油種類

冷壓橄欖油

市面上的橄欖油價錢差很多，為什麼呢？這跟它的製作過程及品質有關。

1. 未精製的第一道冷壓橄欖油，是最好、也是最貴的油，一般都帶點綠色。最安全、品質最好的就是經過ＤＯＰ（歐盟原產地保護認證）認證的油。
2. 其次，是一般的橄欖油。這是第一道橄欖油榨過一次以後，加入化學劑後再榨過一次的油。
3. 榨過之後的橄欖油所剩下的渣，再加入更多的化學劑以及其他較便宜的油類再榨過，稱之為「混合性橄欖油」。有些廠商會美其名，稱這種油為「ＸＸ橄欖多酚」，不論它之前冠上什麼名詞，這是最底層、最差的橄欖油。

通常，品質最好的第一道冷壓橄欖油，價錢也是最貴的，很多家庭主婦買不下手。

其實，我們可以換個角度思考，既然它很貴，我們就少用一點。那麼，如何少用呢？就從改變烹調法開始吧！盡量少用高溫炒菜，常用水煮、涼拌，如此一來，既經濟又健康。

● 葡萄籽油

如果非得使用中、高溫料理不可，建議使用葡萄籽油，因為葡萄籽油比較耐高溫，不易因高溫而變質。

● 亞麻籽油

亞麻籽油好處很多，其中，奧米加三脂肪酸（omega-3）可以降低膽固醇以及三酸甘油脂。醫學報告指出，亞麻籽油可以修復腸道內膜的發炎，對於發炎性腸道疾病很有幫助。亞麻籽油不耐高溫，建議涼拌或水炒就好。

● 苦茶籽油

苦茶籽油和橄欖油一樣，單一不飽和脂肪酸很多，穩定度比橄欖油好。胃不好的人可用苦茶籽油炒菜。

有些業者號稱他們可以現榨苦茶籽油，並現場表演將一堆苦茶籽倒入一台機器，苦茶籽油就會「咕嚕咕嚕」不斷地流下來。基本上，這是不太可能發生的事情，因為一大堆苦茶籽只能榨出一點點的苦茶籽油，是一滴一滴慢慢地收集而成的。所以，如果您看到苦茶籽油可以「咕嚕咕嚕」流出的製程，很有可能是欺騙行為，提醒讀者要睜大眼睛。

真正的苦茶籽油，看起來有點黃綠色，聞起來沒什麼味道，開罐後最好要冰，不然容易壞。因為得來不易，價錢也不便宜。如果價錢很便宜或是號稱可以現榨的情形，可能有問題。

對苦茶油特別的味道不習慣者，或是家中小孩不喜歡苦茶油的，可以搭配冷壓或催芽的芝麻油，那麼整道菜會有更好吃的自然風味。

應少用的油脂種類

● **未完全飽和脂肪：**黃豆油、玉米油、花生油、葵花油。

這幾種油比較不穩定，奧米加六脂肪酸（omega-6）較多。當人體食用較多奧米加六脂肪酸時，血小板較易凝結而造成血管阻塞，身體比較容易出現發炎、水腫的狀態。

● 飽和性脂肪：棕櫚油、棕櫚核油、椰子油。

這幾種油穩定性比較強，所以，非得高溫烹調時，可以採用這幾種油，但是平常盡量少用。

椰子油，是亞熱帶國家常使用的一種油。由於它具有天然椰子的香味，美國一位自然醫學博士Bruce fife也寫了二十幾本有關椰子油療效的書，很多人將椰子油當成可以抗老的健康油品使用。然而，在我深入研究之後，發現椰子油在醫界仍然有些爭議性。

首先，在一九八〇前後，美國因擔心飽和脂肪酸的問題，做了很多相關的研究，證明飽和脂肪會增加總膽固醇，建議人們盡量少食。由於美國人的飽和脂肪多半來自肉類，較少吃椰子油，加上，為了能夠高溫油炸，椰子油大部分都精製、氫化過，也會影響到膽固醇，所以美國所做出來的研究報告很少有利於椰子油。但是，也有一些研究報告指出，第一道冷壓的椰子油（Extra virgin coconut）也會提高好的膽固醇，只有經過232℃高溫精製過的以及300℃氫化過的椰子油才具有傷害人體的飽和脂肪。而且，肉類所產生的長鏈飽和脂肪較不利於人體，會增加壞的膽固醇和總膽固醇，椰子油所產生的中鏈飽和脂肪是不同於肉類的。因此，椰子油對於人體到底是好還不好，其實還有爭議性。

截至目前為止，並沒有真正科學的報告，指出椰子油的確對人體很好，美國的心臟協會也不推薦，因此，我建議讀者可以將椰子油當作平常使用的油，但是不要大量吃，一天最好不要超過一匙。

不可用的油種類

- **飽和脂肪酸**，包括奶油、乳酪、牛油、豬油。

缺點是：它會增加壞的膽固醇和總膽固醇，較容易造成血管的阻塞。

- **反式脂肪酸**，包括氫化植物油、部分氫化油、植物起酥油、氫化脂肪、氫化菜油、固體菜油、酥油、人造酥油、人造奶油、雪白奶油，白油。

缺點包括：

1. 增加壞膽固醇（低密度脂蛋白膽固醇）並減少好的膽固醇（高密度膽固醇）。壞的膽固醇會從肝臟移到血管壁，容易造成血管堵塞，引起心系血管疾病；好的膽固醇則可以幫助膽固醇從血管運回肝臟，有清血管的功效。
2. 提高三酸甘油脂，容易得到脂肪肝、新陳代謝症候群。

3. 提高抗胰島素現象，增加得糖尿病的風險。
4. 因為反式脂肪酸是非自然的外來物，人體並不習慣如何應付它，不容易代謝。而且，當身體發現外來物入侵時，會起而抵抗，造成發炎現象，並產生關節炎、慢性疲勞症候群等等。

含飽和脂肪酸或反式脂肪酸的食物包括蛋糕、餅乾、鬆餅、蛋捲、月餅、蔥油餅（尤其是冷凍櫃裡的蔥油餅）、牛角麵包、奶酥、巧克力酥片、綠豆沙、紅豆沙、綠豆椪、乳酪類製品、奶酥濃湯……等等。基本上，糕餅類食物大部分都使用氫化植物油，因為糕餅類的酥皮需要一層一層地抹上去製作，使用固體油才能烤得香酥，因此，除非少數標明使用豬油的糕餅業者，否則，大部分標榜「素食可」的糕餅也都是充斥著反式脂肪酸。很多業者不會標明反式脂肪酸，但是它們會使用上述的名詞來代替。

我有一位朋友曾經仔細觀察過市面上的麵包及餅乾的營養成分，發現反式脂肪酸是零。她百思不得其解，糕餅及麵包怎麼可能沒有反式脂肪酸呢？後來，我上了衛生署網站後，終於了解箇中緣由。原來，衛生署規定，「市售包裝食品營養標示應於脂肪項下加標示飽和脂肪及反式脂肪。另得以『0』標示之條件為該食品每一百公克之固體（半固體）或每一百毫升之液體所含反式脂肪量不得超過0.3公克。」

換句話說，只要業者所使用的脂肪含量低於0.3％，在成分標示上就可以顯示為0。然而，全脂牛奶的脂肪含量是4％，低脂2％，脫脂小於1％，因此，0.3％的含量並不如想像中的小，還是要小心。

最好食用油的方法是將健康的油輪流交替的使用，根據油的冒煙點或烹調方式來選用。我自己則常用冷壓橄欖油、苦茶油、亞麻仁油、源順的催芽芝麻油（以上最好放冰箱儲存）及少量椰油。

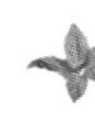

餐具的選擇

建議使用1100℃以上燒烤成的陶瓷鍋，既不含有重金屬的汙染，也因有遠紅外線的效果，幫助提高食物的能量。烹煮時可將食材全部放在鍋裡一起燜，二十到三十分鐘即可煮熟，不必加太多調味料，可以吃出食物的原味。日本 Bioclay 遠紅外線能量陶鍋、波動能的能量鍋以及天壇的陶瓷鍋都可以考慮。

- 盡量不要使用鋁鍋、鐵弗龍。已有研究報告指出鋁跟老年癡呆症、帕金森氏症等腦退化疾病很有關係。鐵弗龍則仍具爭議性，因為鐵弗龍在260℃以下還算穩定。問題是，炒菜時的溫度很容易超過260℃，此時鐵弗龍就會開始變質，如果達到350℃以上的高溫，或是鍋具表面的漆已刮傷或裂開，鐵弗龍就會釋放出有毒物質，可使家禽類致死，人類則會產生感冒的症狀，應謹慎使用。

- 如果要燉帶有酸性、鹼性或需要加很多調味品的食物，最好用玻璃製的鍋具或陶瓷鍋，避免使用不鏽鋼鍋。
- 使用鋼鍋、鐵鍋烹調時，如果加上醋、酸、鹼類的食品時，還是會有腐蝕的效果。煮好後，要盡快將食物放到陶瓷等器皿上。
- 瓷盤等餐具盡量不要選擇加有金邊或銀邊的裝飾，因為裡面可能含鉛。盤子最好選擇很乾淨的瓷、或是燒到一千多度高溫的陶釉，才能避免含鉛物。

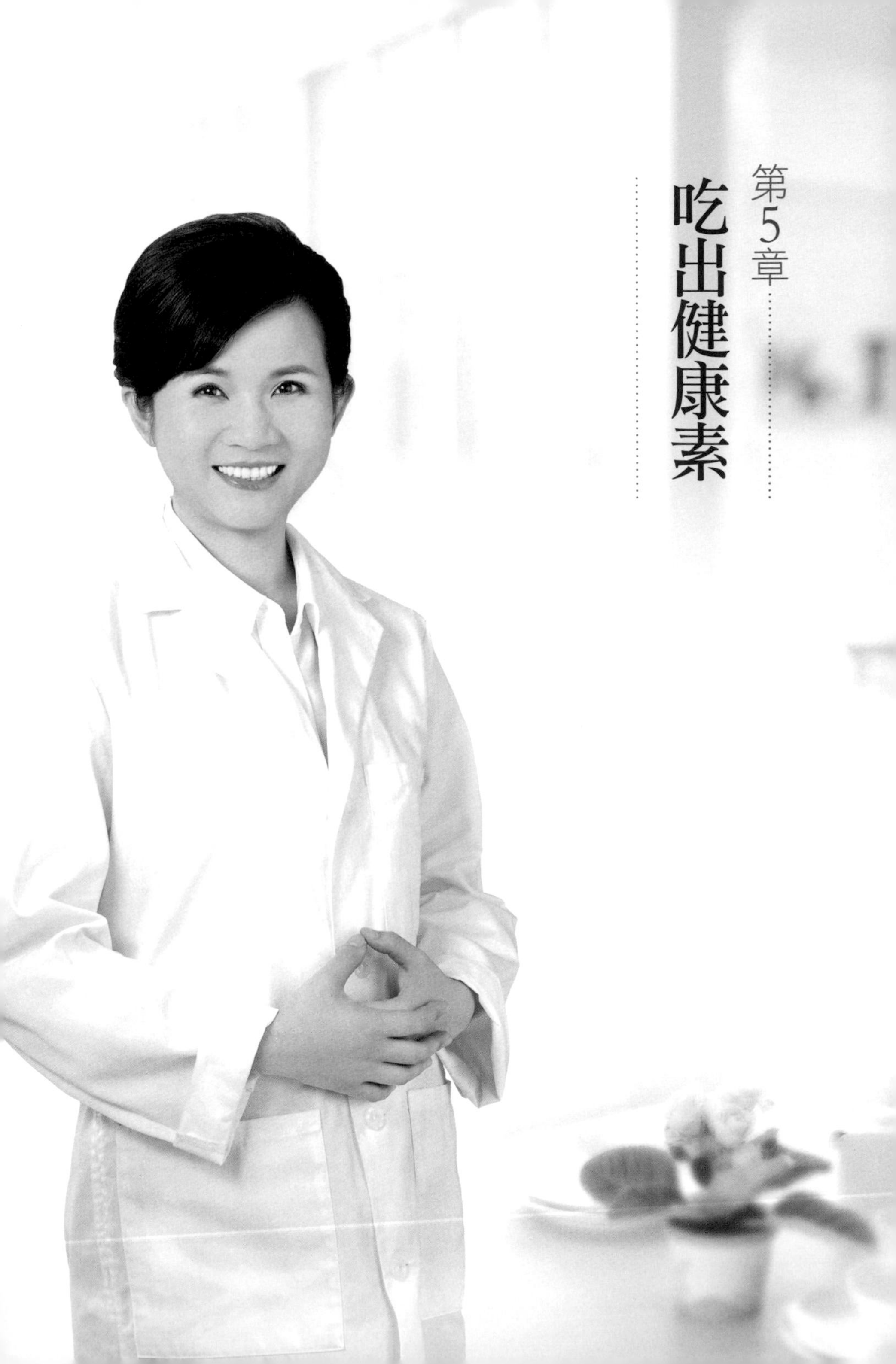

第5章 吃出健康素

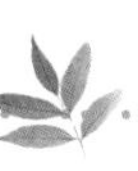

為了身心健康及保護環境的緣故，我很鼓勵人們吃素，避免魚、肉、蛋、奶等對身體及環境不好的食物。不過，我發現台灣的素食者大多吃得很不健康，甚至引起許多心系血管疾病，還有些人開始質疑吃素是否真的對身體有益處？

其實，問題並不在於素食本身不好，而是吃素的方法錯了，結果當然不盡理想。本章要與大家分享的，就是一般素食者常面臨的普遍現象，以及該注意哪些事項，才能吃得健康。此外，本章的內容探討很多有益菌、維他命B_{12}、三酸甘油脂及奧米加三脂肪酸（omega-3）的議題，對非素食者來說，也相當受用。

吃素，保持一顆素心最重要

希望身體健康而吃素的人，最重要的是具備一顆「素心」。如果抱著一顆善良、愛心的心念吃素，心中沒有殺傷、傷害的意念，這個心念自然會讓身體慢慢恢復健康。然而，現在很多素料還是製造成素雞、素魚、素肉的形狀，心念沒改，身體自然可以感受到這個訊息，吃素的效果自然會打折扣。

吃素，蛋白質就會不夠嗎？

很多素食者都擔心素食容易造成蛋白質攝取不足或營養不良。其實，這種現象是早期農業社會才有的情形，當時大部分的人以素食為主，不僅吃不起肉，連豆類、堅果類也很少吃，普遍缺乏蛋白質。可是，現在的飲食剛好相反，大部分的人是蛋白質過剩。

一般來說，我們人類只需要10～15％的蛋白質，但是統計數字顯示，多數人攝取了將近20～30％的蛋白質，尤其是動物性蛋白質，造成腎臟很大的負擔。美國一項針對「肝癌和動物性蛋白質攝取量的關係」的研究報告，觀察菲律賓兒童的飲食習慣後發現：攝取較多動物性蛋白質的小孩較易罹患肝癌。此外，在老鼠實驗中也發現了類似的結果，科學家安排兩組老鼠，通過致癌物黃麴霉毒素使老鼠體內較容易產生肝臟腫瘤，一組用只含植物性的營養素餵養；另一組讓牠們吃較多的動物性蛋白。結果發現，植物性蛋白可以降低老鼠腫瘤發生率，而動物性蛋白則會增加老鼠的腫瘤發生率。還有醫學報告指出，如果有慢性腎炎、慢性腎衰竭的病人，動物性蛋白質會加速惡化的時間。所以，對已有慢性腎臟病的人來說，應盡量避免攝取動物性蛋白質，以減低惡化的速度。

哪些人是慢性腎臟病的高危險群呢？舉凡糖尿病、高血壓、慢性腎炎的病人都很容易有慢性腎臟病，這些人最好偏素食。對素食者來說，堅果、豆類、全麥類，都是很好的蛋白質來源。

堅果是素食者的好朋友

素食者，記得要多吃不同的堅果。因為堅果有很多素食者比較容易缺乏的營養成分，尤其是少數的礦物質，譬如：鋅、硒（Se）。硒本身是一個很好的抗氧化劑，它是我們人體抗氧化劑的轉化酶所需要的一個元素，可以對抗自由基，對免疫系統很重要。鋅對免疫系統也很重要。此外，很多堅果裡的油對心臟也很有幫助，譬如：杏仁與核桃。

堅果可生吃，也可以先泡過夜，如此容易消化吸收。全麥也是相當好的蛋白質來源，但是我們通常將最有營養的蛋白質、維他命、礦物質去掉，製成沒有營養價值的白麵、白米，實在非常可惜。

應少吃黃豆，多吃其他豆類

台灣素食者大部分的蛋白質來自於大豆製品，醬油、豆皮、豆漿、豆腐……等，幾乎清一色是黃豆製品，這樣過於單一的飲食並不恰當，應該盡量攝取不同顏色的豆類。其實，堅果類、各式各樣的豆類、全麥等都可以提供豐富而多元的蛋白質。早餐可以用自己打的黑豆漿來取代一般的黃豆漿，如果非攝取黃豆不可，記得一定要選擇非基因改造黃豆。

我吃豆類時，大部分會先發芽，因為食物在發芽的時候能量相當高，發芽後再煮，也比較容易消化。有些人吃豆類容易脹氣、放屁，原因在於消化不良，建議可以泡到發芽後再煮。不過，泡過豆類的水，記得一定要換掉，不可以食用。

發酵食品有益身體健康

有一次，我去看一位病人。她吃素很多年，可是她很喜歡吃醬菜，平常就只是以飯配醬菜，看得我連連搖頭。正確的飲食應該要吃新鮮的蔬果，如果有保留青菜的考量，建議可以泡菜取代菜乾。因為泡菜在發酵的過程中，可以產生有益菌及維他命B_{12}，對人體很好。

很多吃素者，容易缺乏維他命B_{12}。有一位老人家吃素吃了二十幾年，有一陣子還出現失智的症狀，常找不到回家的路。後來，我幫他測維他命B_{12}，發現數值過低，於是請他多補充維他命B_{12}，三個星期之後，他不再健忘，顯得很開心。

食用發酵過的食品不但可以補充維他命B_{12}，其中的有益菌對身體也很有幫助。像有機納豆、有機蔭油、有機味噌、天貝、泡菜、回春水、豆類優格……等，都是好食物，不但營養較高也較容易消化，非常適合孩童及老年人食用。以下提供幾種自製發酵食品的方法，不論是否吃素，都很適合食用。

● **甘蔗水**

放在室溫中一到三天即可發酵（視室溫而定，天氣熱只需一天），可產生很多有益菌，有點微酸。

● **泡菜**

取一顆高麗菜，切成一半。一半用果汁機打成泥狀，與另一半泡在一起悶個一、兩天，它會開始發酵變酸，製成後放置冰箱兩星期內食用完畢即可。

● **回春水（有點寒，適合溫暖或熱天喝，冬天不適合）**

1. 選沒有處理加工過的小麥（wheat berries），最好選有機農場栽種的小麥。小麥分春麥和冬麥兩種，冬麥礦物質高，營養較好，但發酵較慢一點，各有所長，任選一種。
2. 小麥洗淨放在玻璃瓶或瓷碗裡泡水過夜。水需使用過濾水，去除金屬和農藥的汙染。
3. 第二天將水倒掉，用蓋子輕輕覆蓋著碗口，發芽一到兩天（視室溫而定，高於25℃一天即可，否則放個兩天），然後加入2倍的水（一杯小麥芽、兩杯水）放在室溫24小時即可飲用。

4. 第二次加水，再重複 3. 的步驟，可再飲用一次。所剩小麥可當作酵母發酵，譬如：將小麥打成泥狀當作發酵麵糰做麵包，或是做麵餅皮。

●豆類優格

豆類優格是一項很好的有益菌來源，有益菌可維持腸道健康，防止病變。尤其是吃較多肉類的人，或是施打抗生素後的病人，有益菌可以幫助腸道增加好菌、減少壞菌。做法如下：

1. 將傳統的黑豆或黃豆，浸泡一天或過夜。
2. 浸泡過的水需倒掉，不可食用。接著，將豆類煮熟，並使用果汁機將豆子打成汁。水的分量視自己食用優格的口味而定，如果喜歡吃稠一點，水放少許。若想吃稀一點的優格，水就放多一點。
3. 使用燜燒鍋將豆汁煮至42℃左右，加入一包買來的有益菌種，放置六到八個小時即可。我自己在製作時，都是拿著溫度計在量的。因為40～43℃的溫度，最有利於有益菌的生長。若溫度很難控制，盡量不要超過45℃，有益菌應該都還能存活。

4. 味道有點微酸，怕酸的人可加一點糖蜜。
5. 製作完成的優格，放置冰箱冷藏，七天內食用完畢。最後，可留下一點當作下次製作的菌種。

酥餅——反式脂肪的危害

素食者吃的餅乾很多都含有反式脂肪酸，因為餅乾要香、酥、脆，無一不需要使用氫化植物油等固態油，標榜素食者也不可能以豬油來取代。很多素食者吃素吃到心系血管出現問題，油是一個很大的因素。

三酸甘油脂太高怎麼辦？

台灣外食人口多，很多人都有三酸甘油脂太高的問題。有些人為了健康因素而吃素，沒想到三酸甘油脂還是一樣飆高。當三酸甘油脂長期偏高時，容易產生脂肪肝。其實，這是可以避免和改善的。只要慎選好油、避免精緻化的白米、白麵、甜食，以全穀類及全麥來取代，並配合運動，三酸甘油脂即可以得到調整。

有一位六十一歲的病人，他長年吃素，患有脂肪肝，三酸甘油脂十幾年來都在三百多。後來，我請他根據上述的原則調整飲食，他很配合，也開始慢跑，二個月後複診，三酸甘油值已經降到一百多的正常狀態，肚子也消了下來，瘦了三、四公斤，整個人都清爽很多。

還有一位偏素的男性，才四十出頭，三酸甘油脂將近四百，高得嚇人。他平常以外食居多，素食便當的菜色以白米飯、素料和青菜為主。我告訴他，以後早餐不能再吃白饅頭，外食餐廳也要找標榜健康的餐廳，他們用的油有可能會比一般的素食自助餐好一點，同時，也要改掉吃甜點的習慣。這位病人也很配合地調整飲食，雖然他沒有時間運動，但是半年以後複診，三酸甘油脂已經降到一百多，效果非常好。

由以上的例子可以知道，只要願意改變自己的飲食習慣，降低三酸甘油脂並不困難。因為，人體卡路里來源可分成碳水化合物、蛋白質和脂肪等三類。台灣素食者的卡路里多數來自於大量的澱粉，這些澱粉又普遍精緻化，譬如：白饅頭、白飯、白麵、米粉、包子皮、餃子皮、麵包、糕餅、甜點、蘿蔔糕、芋頭糕……等等，都是白麵粉製品，加上，素食者常用大豆油去炸豆類製品，大豆油也有奧米加六脂肪酸（omega-6）含量較高的問題，若吃太多有可能引起心系血管方面的疾病。

素食者較易缺乏的重要營養素

- **鈣：**一般人認為喝牛奶可以補充鈣，是個很大的迷思，因為動物性蛋白質會增加骨質疏鬆，喝牛奶無法補鈣。很多全素的食物含有很豐富的鈣質，包括黑芝麻、海帶芽、豆腐、芥蘭、乾燥海帶、無花果、綠葉蔬菜、苜蓿芽、黑豆、莧菜、堅果等。
- **維生素D：**舒服地曬太陽即可，較好的時間是早上十點以前、下午兩點以後。避免於正中午的大太陽底下曬（尤其是夏天），否則皮膚容易灼傷。
- **維生素B_{12}：**發酵穀物製品、啤酒酵母、回春水、黑豆或黃豆製成的優格。
- **奧米加三脂肪酸：**核桃、山核桃、亞麻籽油。

● **鋅**：對於免疫系統、抗衰老以及性荷爾蒙的平衡等，都為不可或缺的成分。若攝取量不足，會降低免疫系統。含鋅的食物包括巴西豆（Brazil nut）、海藻、紫菜、南瓜、芝麻及葵花子、松果、全麥麵包、糙米、扁豆、杏仁、胚芽及燕麥。

● **鐵**：停經前的女性需注意，至於停經後的婦女及男性需求並不高。含鐵的食物包括杏桃水果乾、全麥麵包、葡萄乾、芝麻及南瓜子、豆類、深綠葉的蔬菜、菠菜、高麗菜、豆腐、豆類、洋芫荽、荷蘭芹。盡量別在進食當中喝咖啡、茶或牛奶（因為牛奶會抑制鐵的吸收）。

● **硒**（Selenium）：很棒的抗氧化劑，可視為天然的防老保養品。對預防高血壓、心肌梗塞及抗癌有其效果，另外，有些案例也顯示硒可以促進精子的產生，對於增強性能力亦頗有效果。硒若食用不足，可引致keshan disease（克山症），造成心肌及軟骨組織萎縮或壞死；此外，也與甲狀腺腫、呆小症和習慣性流產有關。含硒的食物以堅果類居多，尤其是巴西豆含量非常豐富，一天2～3粒即可。此外，也可多攝取全穀類、全麥、燕麥、柿子、南瓜子等。

● **鉻**：鉻是人體血糖重要的調節劑，有效預防高血壓、心臟病，還能幫助胰島素作用，有效控制糖尿病。含有鉻的食物包括啤酒酵母、全穀類、酵母、蘋果皮、小麥胚芽、雞蛋、香蕉。需要特別注意的是，穀類中含有豐富的鉻，但若經過精製，鉻也不再存在，食用時應挑選未精製過的穀類。

像鋅、鐵、鉻、硒等金屬類的營養素，若攝取過多，也會中毒。最好從食物中攝取而非服用補充劑。因為從食物中攝取很難過量，但服用補充劑卻很容易過量。

奧米加三脂肪酸和奧米加六脂肪酸應維持平衡

奧米加三脂肪酸（omega-3）有很多好處，它可以降低身體發炎的狀態，也可以防止血小板凝固，減少血栓塞，對於心系血管疾病或常常發炎的酸性體質以及有關節炎的人來說，非常有幫助。而奧米加六脂肪酸（omega-6）剛好相反，它會增加慢性發炎及血小板凝結。對一個健康的人體來說，飲食上的奧米加三和奧米加六應該要均衡，最好的比例是1:2～1:4。遺憾的是，新近的研究報告顯示其比例為1:15，偏差很大。

當我們攝取的奧米加六遠超過奧米加三時，身體較容易處於發炎狀態，進而增加中風、心臟病等心系血管疾病。素食者更要特別注意奧米加三和奧米加六攝取的平衡問題，因為台灣素食者炒菜所使用的油大多是奧米加六偏高的油，這可能是很多素食者得到心臟血管疾病的原因之一。包括黃豆油、玉米油、葵花籽油等都是奧米加六含量較多的油。

不過，奧米加六並非完全都是不好的。奧米加六裡有一種油叫做GLA，它不只不會提高發炎反應，反而具有抑制體內自發性的發炎機制，對某些異位性皮膚炎的患者是有幫助的。它與存在於一般食用油中的奧米加六不同，它僅存在少數的植物種子中，其中月見草油含10％左右的GLA，琉璃苣籽油約含24～25％的GLA，是含GLA最豐富的天然油酸。醫學研究報告指出，服用月見草油有助於改善經前症候群，減輕經痛的困擾，GLA也能夠促進乳癌化療藥物選擇性的在癌細胞的作用上毒性更強，但卻不會傷害到正常細胞。

那麼，我們該如何選擇用油，才能在飲食上讓奧米加三和奧米加六達到均衡呢？幾點建議如下。

如果要取得奧米加三和奧米加六的平衡，炒菜最好使用單一不飽和脂肪酸含量高的純橄欖油，而且是 Extra-Virgin Olive Oil（冷壓橄欖油），或是純苦茶籽油，因為這種油的奧米加六較低。

奧米加三是幫助腦部發育及防止老年癡呆一個很重要的關鍵。素食者應該多補充奧米加三含量豐富的油，譬如：核桃、山核桃、亞麻籽油，或攝取一種由微藻裡提煉出來的ＤＨＡ。之前，常有很多人鼓吹吃魚，因為魚有豐富的奧米加三。然而，更新的知識發現，魚並不是本身就含有奧米加三，而是因為吃了海底的微藻才含有奧米加三，加上現代的魚多數含有重金屬汙染的問題。因此，我並不建議多吃魚來補充奧米加三。

如果將亞麻籽磨成粉，身體也可以吸收到很多的奧米加三。打蔬果汁時加入亞麻籽粉，會增加蔬果汁的黏稠感，口感很像優酪乳以及 Smoothie 這種飲料（Smoothie 為歐美流行的傳統飲料，係由多種天然水果、果汁和零脂冷凍優格新鮮現調而成的飲品）。有個小地方需特別提醒的是，製作時應視果汁機的馬力而定。如果您使用的果汁機馬力夠強，亞麻籽連同其他蔬果丟入果汁機內，也可以被打碎。若果汁機馬力不夠強，亞麻籽不容易被打散，此時就需先將亞麻籽磨成粉，再倒入果汁機中，效果較好。

亞麻籽除了含有豐富的奧米加三脂肪酸，還有很多其他的好處。它內含一種lignan的植物性荷爾蒙，是一種很好的抗氧化劑，在預防癌症上有其好處。如果不吃奶、蛋的素食者，將一湯匙的亞麻籽磨碎加上三湯匙的水，可以取代一顆蛋的功能，製作鬆餅、蛋糕都適用。此外，亞麻籽還有通便的功能，如果沒有磨成粉而是泡在水裡喝下去，或是加在粥裡食用，它不會被腸道吸收而是隨同糞便排出，等於是自然的通便劑。雖然這樣的吃法，身體沒有吸收到奧米加三的營養，但卻是一種自然、沒副作用的利便方式。

小心調味料裡的添加物

為了讓素食者不覺口味單調，許多素食製品都增加了很多調味料，甚至勾芡，讓身體吃進了很多不必要的添加物。勾芡的缺點如下：

1. 芡粉是用非常精緻化的玉米粉或太白粉所製成。這兩種粉都容易刺激血糖，人體吸收以後，容易增高血糖，增加胰臟的負擔，產生慢性疾病。
2. 勾芡是液狀的，容易將料理中的油、鹽、味素等一併喝進體內，吃進更多的調味料，增加身體不必要的負擔。

● 應該避免的素調味料

植物奶精、人工代糖及高MSG製品（參見第三章「小心人工調味料」）。

● 能使用的素調味料（供參考）

1. **醬類**：有機花生醬、有機芝麻醬、杏仁醬、腰果醬、悅豐小舖的沙茶醬、有機醬油、源順或黑龍牌的有機黑豆醬油及蔭油膏、有機味噌等。

2. **醋類**：醋也是滿強的酸，食道容易被灼傷，最好是吃自然釀造而成的醋，或是較溫和的醋。使用時最好稍微稀釋，若使用較好的醋，在醋裡再加上橄欖油，用餐時在嘴裡慢慢含著再吞下去，如此即有保護作用，可以不必稀釋。義大利黑醋（balsamic vinegar，含有豐富的葡萄多酚及丹寧酸）陳稼莊及清淨母語的醋都還不錯。有些商人為了縮短製造時間，也有可能在醋裡加入化學藥劑的人工醋，要特別注意。

3. **有機**紅棗、有機梅粉、海鹽（Sea salt，喜馬拉雅山的海岩鹽）、原蔗糖（Turbinado sugar / whole sugar / raw sugar）、有機糖蜜、果汁、蜜棗、甜菊糖等。

4. **自製調味料**：將檸檬、堅果打成汁，加上一點冷壓橄欖油即可。

5. **自製沙拉醬**（亦可當起司的替代物，焗烤時可使用）
   - 1/2杯營養酵母
   - 1/2杯橄欖油
   - 1/3杯水
   - 1/4杯醬油
   - 1/4杯有機蘋果醋或義大利黑醋（若喜甜食，可加少許糖蜜）

小孩適合吃素嗎？

吃素有很多好處，不過，有很多人擔心讓孩子吃素容易營養不足。事實上，有醫學報告顯示，吃素孩子的ＩＱ比較高。讓孩子吃素對他身體更好、更乾淨，注意力容易集中，因為正確吃素（不包括甜食及精緻澱粉）可以減輕孩子腎臟及肝臟的負擔，也可以訓練其耐力及持久力。

對於吃素的孩子，需特別注意維他命B_{12}、奧米加三脂肪酸及鐵質等幾種營養素。因為奧米加三是幫助腦部發育很重要的關鍵，孩子在腦部及神經系統的發育過程中，維他命B_{12}及奧米加三攝取一定要充足。此外，鐵質有助造血功能，也很重要。只要注意到這幾個原則，懷孕期間吃素或讓孩子吃素，孩子絕對可以比一般孩童還健康。

對於不吃肉，很多人總是有個不安全感，總擔心吃素會造成營養不良。其實，素食者及肉食者同樣都會有營養不良的問題，只是，兩者營養不良的地方不一樣。譬如：素食者容易缺乏維生素B_{12}，但是少食蔬菜水果的肉食者容易缺乏多種維生素、礦物質，甚至有便秘問題；也比較容易攝取過多的膽固醇、飽和脂肪以及動物體內殘留的荷爾蒙、抗生素、農藥及重金屬。

所以，因為擔心營養不良而不敢吃素者，其實是一個很大的迷思。畢竟，吃素造成的營養缺乏很容易補充，但肉食對身體帶來的毒素，卻很難排出去。

搭配運動與食用香料

素食的人，如果又不吃蔥、蒜的話，大部分身體會比較寒。所以，素食者最好搭配運動比較健康，即使簡單做個交互蹲跳、伏地挺身或是快走，短期內都可以達到很好的效果。此外，在飲食中加入些溫和的辛香調味料，也會有所幫助。

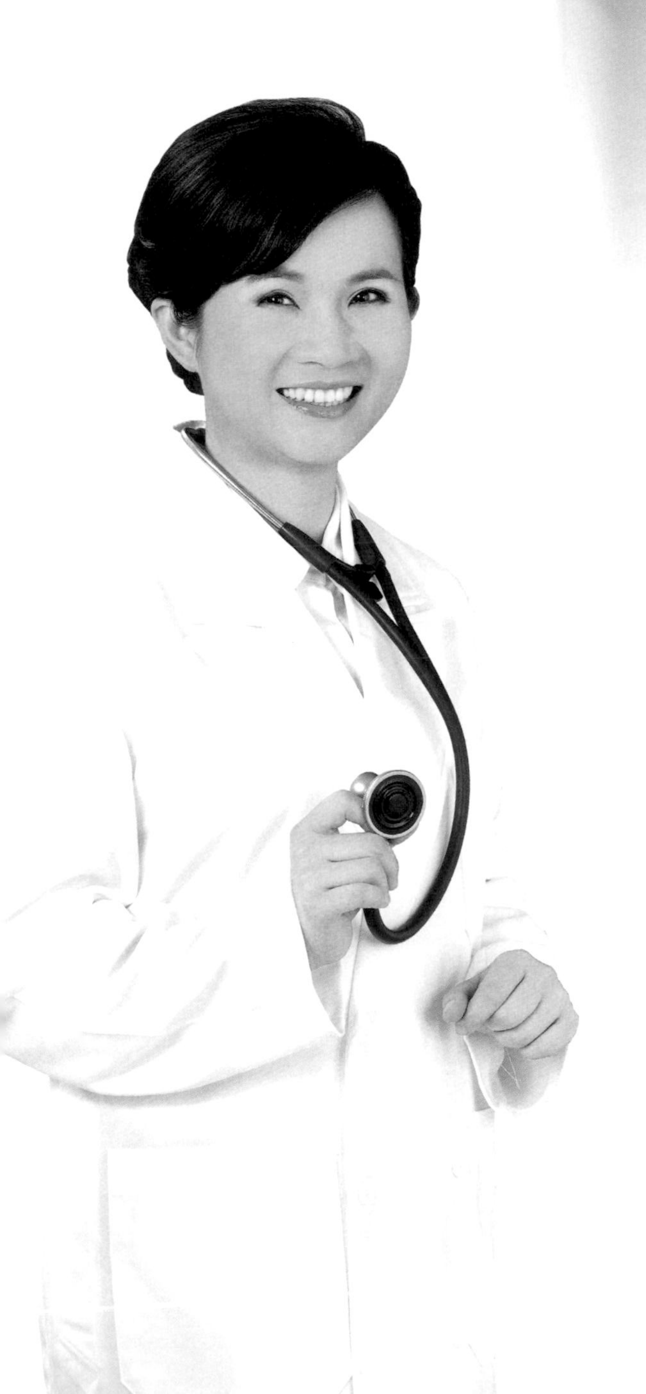

第6章

生病了怎麼辦？

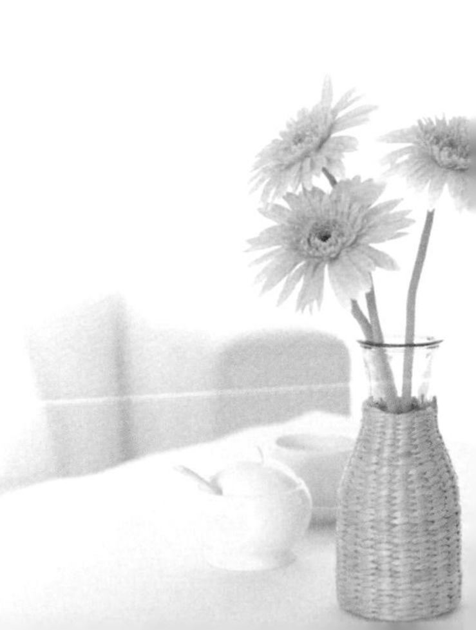

疾病與過敏是相輔相成的。當身體出現皮膚癢、胃腸不適等不舒服的症狀時，代表身體內的問題已經累積到某種程度。此時，人們透過藥物，暫時把病症壓下，誤以為就此沒事。其實，病症只是身體所發出的警訊罷了，如果不檢討自己的飲食及生活習慣，並徹底改善，過一陣子還是有復發的可能。

本章要與大家分享的，就是當身體出現了以下不同的狀況時，可因疾病的差異，而有不同的飲食建議及指壓部位。一般而言，生病的人普遍都有情緒上的困擾，所以一定要徹底解壓，才能夠恢復身心健康。因此，每一個病症的共通原則就是一定要搭配運動，晨起運動或是飯後休息十五分鐘後散步半小時都很有幫助。需要強調的是，當身體受到感染之後，我並不建議只採取這種自然療法，因為改變沒有那麼快。應該一邊配合現有的中、西醫療法，一邊學習正確的生活方式以斷絕疾病的根。

過敏

過敏疾病，其實是免疫系統出了問題。皮膚只是反應潛伏的問題而已，就好像皮膚出現了一大堆疹子，但是皮膚不是主要的問題，而是體內的毒藉由皮膚排出來而已，所以，面對過敏疾病，首先要做的就是減低讓自己過敏的食物或環境。

過敏性鼻炎

當我在美國時，波士頓有很多患有花粉熱的病人。只要他們願意改變飲食，避免吃蛋及奶類製品，並配合腳底按摩，通常很快就可以得到很好的改善。台灣患有過敏性鼻炎的人很多，尤其很多人從小就開始飽受過敏性鼻炎之苦，長大後仍未改善。建議目前深受過敏性鼻炎所苦的人，遠離甜食、花生及奶蛋乳類製品，同時養成按摩鼻子及腳底的習慣。家有過敏兒的父母也應幫助孩子調整飲食，並陪著他們一起做這些動作，既簡單又不用花錢，如果自己能夠每日自我按摩，長久下來一定有所成效。

● 按摩

1. 將兩手的食指及中指放在鼻梁兩側，輕柔地按摩著附近的穴道。
2. 一般來說，如果支氣管不好，或是有過敏性鼻炎的人，腳底主管鼻子、支氣管、呼吸道的部位會長有雞眼或繭等硬皮。常常按摩食指、中指、無名指等三指的手指尖及腳趾尖，可以改善。

● 使用鼻壺通鼻排毒

1. 使用前，先在水中加入一點點的海鹽，用生理食鹽水也可以，但海鹽的效果最好。
2. 頭部偏左並往前傾，將鼻壺嘴對著右鼻孔注水，此時，髒的痰水將從左鼻孔流出。
3. 換邊，方法如上。

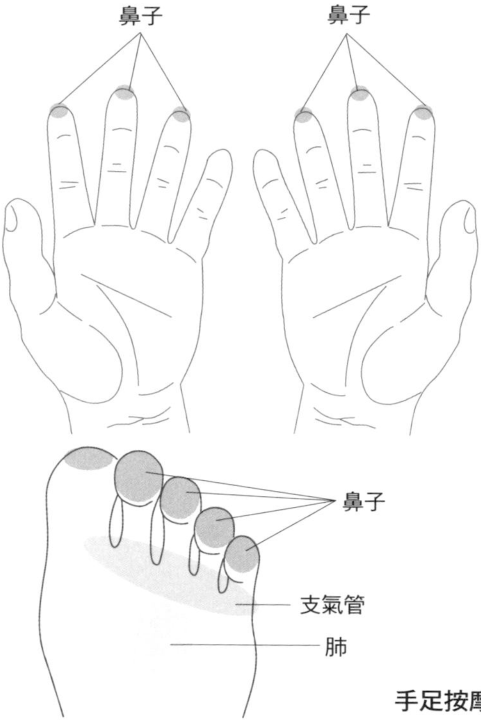

手足按摩

左右鼻孔都清洗過後，因為整個鼻腔的髒東西已被清出，若喉嚨有痰聚集，只要將它吐掉即可。或者，也可以自己擤鼻子將痰水擤出。若鼻塞很嚴重時，鼻水需較久時間才會往下流，甚至需要多做幾次鼻子才會通。通鼻的動作可以每天做，如果有過敏性鼻炎的人，一天最好做兩次。

若早上常會打噴嚏的人，是身體自然的排寒反應，應保護身體不讓寒氣入侵。睡覺時不適合吹冷氣，天冷時可用毛巾覆蓋著頭部，避免失去太多熱氣。剛起床時可先加件衣服，並喝杯溫開水，或是睡前在床邊放個保溫瓶，可隨時喝溫水。如此，早上起床就比較不會連打噴嚏。

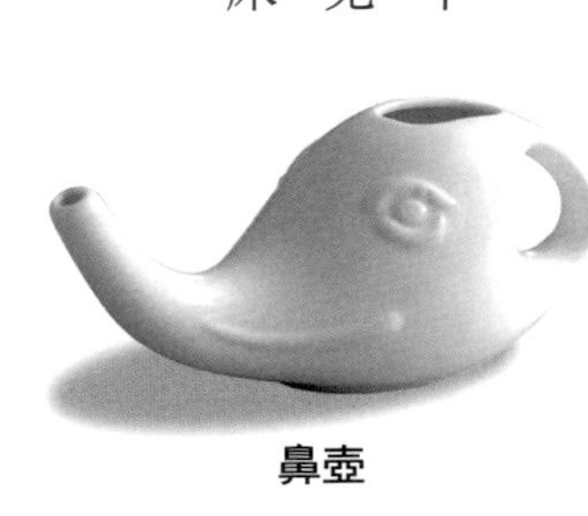
鼻壺

異位性皮膚炎

有個病人的孩子才六、七歲，患有很嚴重的異位性皮膚炎，孩子不能碰花生、海鮮、奶製品、加工品，連一般的豆類、肉類也很容易引起過敏。除了食物以外，他也不能碰觸任何的人造纖維，常常抓癢，全身幾乎沒有一片肌膚是完整的，看遍中、西醫都沒有辦法解決。後來，孩子的媽媽不讓他吃糖、精緻食品，全部改吃有機食品，情況才漸漸得到改善。

只是，這位年輕媽媽及爸爸都是美食主義者，糖類、精緻食品是家常便飯。即使我勸他們改變飲食，他們也是斷斷續續地執行，無法完全改變。然而，孩子只要一碰到精緻食品，當天又起了過敏反應，幾次之後，這對父母才痛下決心，全家改成有機飲食。

以上的例子，對很多家有過敏兒的父母來說，應該不陌生。異位性皮膚炎的成因和很多化學加工品有很大的關係，味精、糖類、餅乾及家庭用的清潔劑，都有可能是過敏原。此外，有很多孩子一生下來就有異位性皮膚炎，很有可能是在母體時就吸收到母體的毒素，因此，照顧這樣的孩子，父母必須一併改掉自己的飲食習慣，最好改吃健康自然、偏素的飲食。有些過敏兒平常在家沒甚麼太大問題，但只要一帶出門，和別人接觸過又開始過敏。然而，小孩子不可能離群索居，因此，最重要的是慢慢地調整他的身體，增強免疫力。當孩子越來越健康後，比較不必擔心與外界的接觸。

● 異位性皮膚炎的患者，以下幾點原則需多加注意。

1. **家中飲食最好以天然有機食品為主**，捨棄所有糖類、精緻澱粉類及任何乳類製品（牛奶、起司、優格）以及含有味精、人工調味料的加工品。有些病人甚至連吃基因改造的黃豆都會引起過敏。

2. **盡量不要外食**，即使外食也要選擇看得到的食物，而不是像麵包、餅乾等再製過的加工品。

3. **所有的清潔用品以天然成分為主**，包括洗臉或清潔身體的香皂，或是清掃衛浴廚具等清潔劑。甚至買新房時，也要事先問清楚建材是否屬於無毒建材。

4. **盡量穿天然材質的衣服**。越天然的對人體越好，棉、麻、羊毛等都是很好的材質，只是像絲、毛皮等有生命的產品，應盡量避免。此外，布鞋也比膠鞋好。回家以後，盡量赤腳踩在自然材質的地板上，身體會感覺相當舒適。

5. **可以補充有益菌的飲料**，譬如前述的黑豆漿優酪乳。市面上的優酪乳通常都加了糖和人工色素等等，會越喝越糟糕。另外多走路、多運動也可以改善體質。

不論是哪一種過敏，切忌冰冷，因為冰非常耗費身體的能量，人是恆溫的動物，因此冰一下肚，我們的身體需要耗費能量來平衡下降的體溫。同理，也應儘量避免吹冷氣。身體的濕冷很容易引起過敏或加重過敏症狀，此時，可以使用薑黃炒菜，或用黑糖加薑熬煮成汁服用，或用大苦丁加橄欖泡茶喝，以去除體內的溼冷。

此外，還需養成早睡的習慣，因為主管免疫系統的三焦經在晚上九點到十一點間運作，此時是免疫系統修復的最佳黃金時刻！尤其是有慢性疾病或是免疫系統出問題的人應早點上床休息，如不能早點睡覺，最好也要做一些身心放鬆的娛樂，例如聽聽輕音樂或是冥想等，並時時保持正面的思想，切忌負面思考與太過刺激的活動。另外，若打算早睡者，晚餐不適合太晚吃，最好提早至傍晚五、六點用餐，並以少量、易消化為原則，不可在食物尚未消化就上床睡覺。

常輕敲壇中穴，位於兩乳間（如圖示），可減低負面情緒壓力及加強免疫系統功能。

適當的運動尤其是常與大自然接近的運動或是練太極拳、瑜伽等都可幫助達到身心平衡及加強身體自然修復的能力。

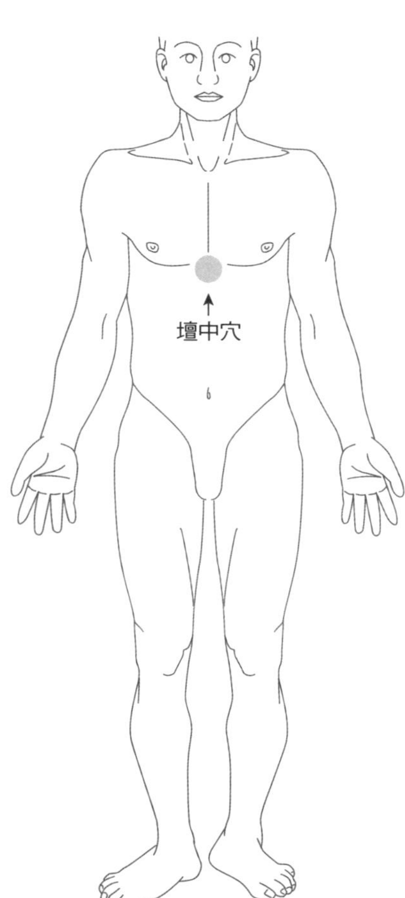

糖尿病

糖尿病的成因很多。有分一型糖尿病和二型糖尿病。一型糖尿病跟身體的免疫系統有關，需要靠胰島素治療，無法靠飲食調整。二型糖尿病又分成肥胖型和非肥胖型的，如果發現得早，透過適當的飲食及運動，大多可以完全痊癒。

我在美國時有位病人，就是很典型的例子。他才三十出頭，事業有成，也是在某知名大學做研究的博士。他第一次來看我的時候，身體容易累，卻又沒什麼特別的症狀。我調出他的病例，發現他兩年前就診時所測的平均血糖偏高，以他的年紀來看，容易累、頻尿次數過高，都不是正常的現象。他的飲食又以白麵、甜點及肉食為主，因此，我懷疑他有糖尿病。

我將我的想法源源本本地說給他聽，建議他先抽個血，並要求他回去後寫飲食報告給我，如此我才能更清楚知道他每天的飲食。一個星期過後，他回診聽報告，檢查結果顯示：飯前血糖將近三百，三酸甘油脂四百多，膽固醇也三百左右，糖化血色素是11（正常是5點多，糖尿病人最好控制在7以下），每一項都超出了標準值。接著，我再看他寫的飲食表，幾乎以肉、澱粉為主，青菜、水果吃得很少。我說：「難怪你那麼累，我先開一劑降血糖的藥給你。但是飲食要整個改過來，還要每天驗血糖。」

剛開始，他不願意常測血糖及膽固醇。我跟他說，我可以幫他開少少的藥、慢慢調，可是如果他連測都不願意測，我沒有數據根據，很難幫他。加上，透過量血糖的過程，他自己也可以知道哪些食物對血糖影響很大，所以，測血糖也是個學習的重要過程。後來，我又跟他說：「你上有高堂老母、下有子女，還那麼年輕，如果現在開始有糖尿病、又沒有控制好的話，你的腎、眼睛、心臟、手足等器官的血管及神經都泡在血糖裡，很容易產生病變及壞死，所以糖尿病人要面臨截肢、失明、洗腎、心臟病等威脅，都是因為血糖沒有控制好。可是如果血糖控制得好，我可以跟你保證，你可以跟正常人一樣生活，精神也會很好。」

基本上，這個病人是個聰明人。我只要告訴他病程的前因後果，把我知道的跟他分享，他就知道自己該怎麼做。我從他的飲食單裡，將很多高血糖的食物代換掉，以前他常吃的麵包、饅頭、包子、白飯、白麵、甜點等一律拿掉，勸他改吃全穀、全麥類食物，多吃蔬果並保持運動的習慣。一個月以後，他很開心地告訴我，他的精神變得很好，需要的睡眠時間變少、也不用再起床跑廁所。原本已經有點禿頭，頭髮也慢慢長出來。他很高興地說：「我的身體從來沒有那麼舒服過。」

三個月之後，他的三酸甘油脂已經從四百多降到一百多，膽固醇降到兩百出頭，血糖也降至一百五十幾，進步得非常多。再兩、三個月後，他的糖尿病症狀已經完全消失，平均血糖也都完全正常，也不需要膽固醇的藥。

二型糖尿病只要是初期發現，都可以透過飲食調整。這名病人較可惜的地方在於，他最少已經有兩年多的病史卻沒有進行治療，如果他兩年前就開始治療的話，或許連一顆藥都不用吃。

國外有個研究報告，如果餵老鼠吃精緻的碳水化合物、甜食及澱粉，牠的胰臟可以漲大到四倍之多，所以這些東西對身體的負荷是很大的。以台灣飲食文化來看，外食普及又很精緻化，不管是水餃皮、餛飩皮、麵條、麵包、米、甜食和飲料，都是精製過的食品，更慘的是大部分的人都不喜歡運動，所以台灣糖尿病的人很多。其實，控制糖尿病很簡單，只要遵循著以下方法，並配合運動，通常血糖都可以很快降下來。

●**飲食**：不吃甜食及精製過的澱粉如白米、白麵等。如果真想吃糖的話，可以食用甜菊糖或木寡糖，它們很甜但不會提高血糖。

●**調整壓力**：以兩手的拇指、食指、中指互觸，配合著呼吸輕輕地一開一闔，如此很容易就可以進入腦波比較穩定的阿法波（α波），人會比較放鬆，也可以解除壓力。（如圖示）

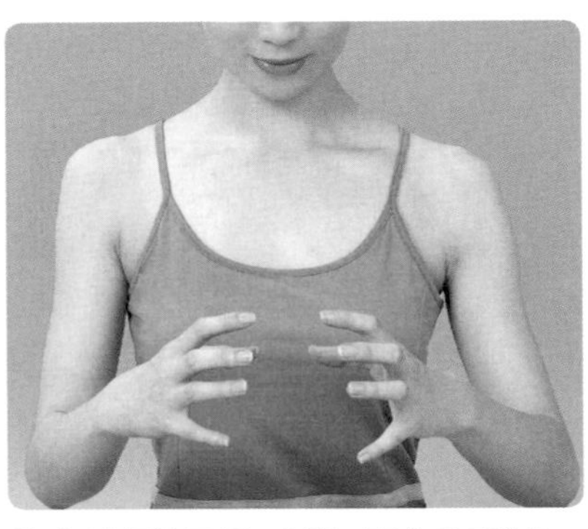

① 心境保持平靜、和祥，配合呼吸動作。

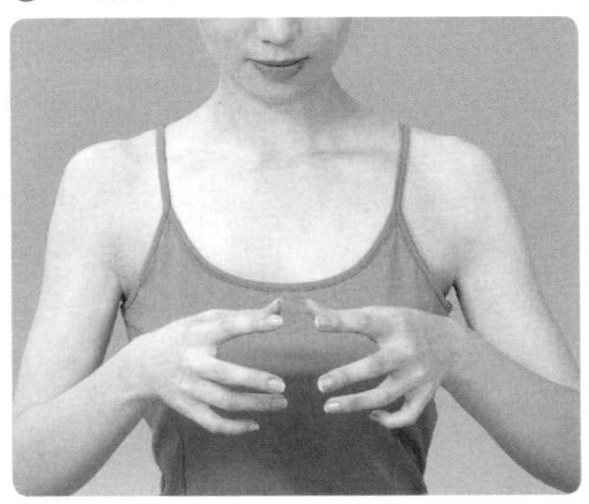

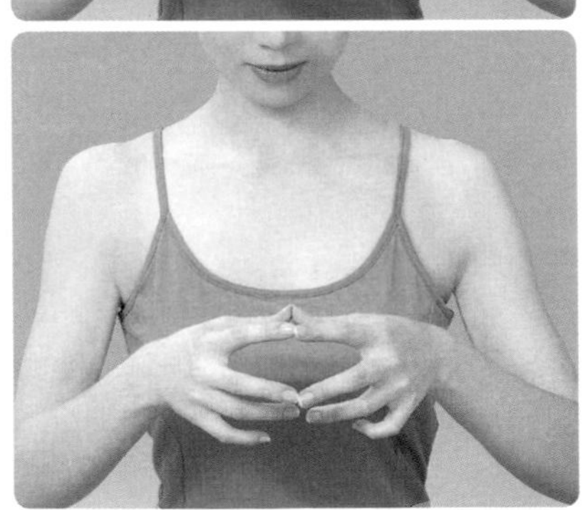

② ③ 雙手的拇指、食指、中指一開一闔，互相輕觸。

●增強脾經功能：敲脾經。以雙手的五指對著乳頭下方偏外側（約在第五、六根肋骨處）輕敲，這樣敲打的效果就像針灸一樣，重點在於讓這個部位有一個持續性的振動頻率，即使敲打的穴道沒有很精準也沒有關係。（如圖示）

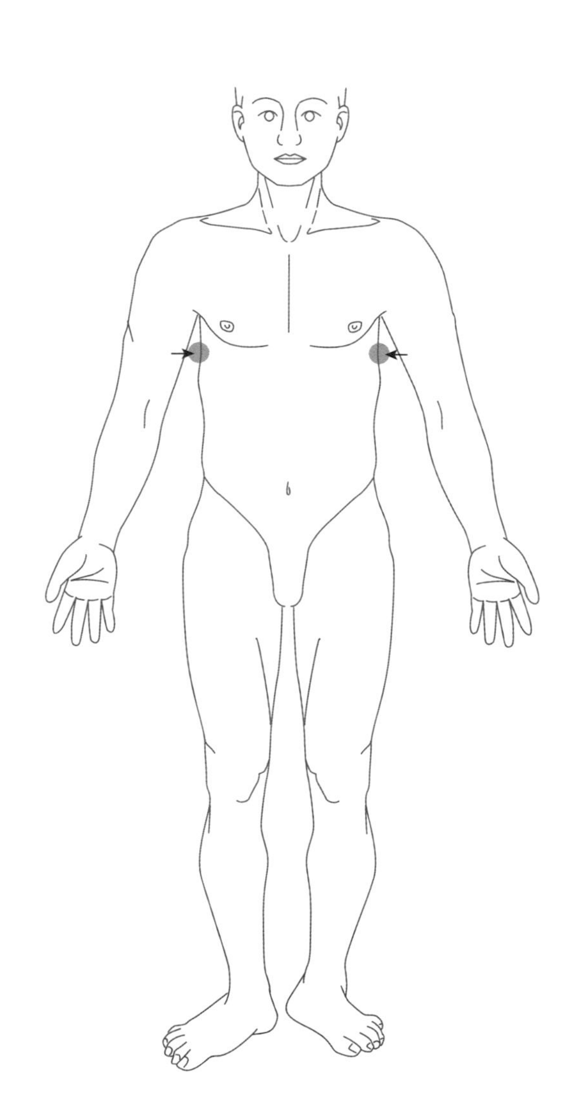

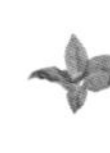

胃及其相關疾病

胃很怕生冷，絕對要忌冰冷。因為人類是恆溫動物，身體的酵素，不管是吸收、消化等都是要在適合的溫度下才可以進行。當冰冷的東西進入人體，胃很想退縮卻又無處可退，只好無奈的接受，並耗費能量把它調成身體可以適應的溫度，才能繼續下一步的工作。長期下來，胃氣養不住，也容易造成胃痙攣，最後失去它應有的功能，造成胃食道逆流、胃潰瘍、胃表性發炎甚至胃癌等疾病。

現代人由於工作繁忙，早餐經常沒吃，午餐、晚餐也不定時，常將用餐時間往後移，等到餓過頭後再狼吞虎嚥，長久下來，胃很容易受傷，引發胃食道逆流。此時，西醫大部分會開胃酸抑制劑給病人食用。只是，因為胃酸具有殺菌消化的功能，以非自然方式抑制胃酸的話，會增加得到淋巴型胃癌的機率，也會降低維他命B_{12}的吸收，較少數的情況下也會引起焦慮。此外，胃酸抑制劑也會降低抗血小板凝結藥物（Clopidogrel，心臟血管抗血小板劑）的效果，這種藥是做過心導管、開心手術或中風的病人常使用的藥物，使用時需要特別注意。

基本上，對於胃酸逆流較嚴重的病人，我並不反對先使用胃酸抑制劑以舒緩症狀。只是，吃藥有其缺點，最好是症狀緩解以後，慢慢改善自己的飲食習慣，並與醫師商量後，停掉藥物比較好。

● **患有胃食道逆流的病人，以下幾點一定要特別注意。**

1. 飯前不要吃生食，要記得調胃氣，可吃秋葵、生的山藥絲（不冰）、純的苦茶籽油或炒薑黃，胃不好的人可用苦茶籽油炒菜。吃飯時一定要咀嚼、咬碎。
2. 食物最好不要混著吃。吃肉時選擇一種肉類就好，也不要和澱粉一起吃。因為消化肉需要偏酸的環境，消化澱粉需要偏鹼的環境，兩者最好分開吃。有個胃酸逆流的病人，之前吃了很久的胃酸抑制劑，後來她跟我反應她不想再吃藥的心情，我請她將用餐的速度變慢、不混吃食物，而且細嚼慢嚥。她很認真地執行，沒多久，胃酸逆流就不藥而癒。
3. 吃飯七分飽是最好的狀態，避免吃消夜，即使到吃到飽的餐廳也不要過量。吃飯寧願精、不要多。

4. 如果有人吃蘋果或梨子造成胃腸不舒服、腹瀉，先將蘋果核（或梨子核）放在嘴裡含一下再吃果肉，會有幫助。因為果核是蘋果、梨子等水果能量最高的地方。

5. 胃食道逆流的患者，若合併有胃潰瘍，應避免所有刺激性食物。若無胃潰瘍，則避免多食、冷食、生食。

若一位胃食道逆流的患者，願意改變他的飲食習慣，只吃七分飽、食物也分開吃、咀嚼得很細、不吃消夜，馬上可以獲得很大改善，一至兩個禮拜症狀就可以完全消失。

另外，還有一個比較特殊的族群需要特別注意。我發現，很多生機飲食者非常注重自己的健康，卻也常常傳出胃不舒服的症狀，追根究柢，原因出在他們吃錯東西也吃錯時間。譬如，很多人聽說糙米很好就猛吃糙米，卻忽略了自己的胃消化沒那麼好。這樣的人，只要改吃胚芽米或是將糙米泡過夜再煮成粥，通常就可獲得改善。此外，也有人一大早起床就先打一大杯冷冷的蔬果汁喝，或是吃飯前吃水果，都對胃造成了很大的壓力。關於這個部分，我們在第二章「吃對食物，更要吃對時間」時已詳細說明，在此不贅述，只是提醒胃不舒服的人一定要特別注意吃飯的時間及原則。

胃的問題，很多都是情緒所引起的。一般來說，胃內部有東西在消化的時候，賁門應該是密閉的，當食物要下到小腸去的時候，賁門才打開。可是，一旦緊張的時候，賁門就更緊縮，原本預定要送到小腸去的東西下不去，胃就會不舒服。所以，很多長期對生活不滿、有苦難言、有氣難發者，胃很容易出問題。對這些人來說，健康檢查時要特別注意自己的賁門有沒有病變。

在中醫的理論上，脾、胃、肝這些都是相輔相成的。當胃出問題時，脾、肝也要一起調理。調整時除了飲食要注意以外，還可以透過經絡及情緒的調整來改善。

1. 胃不舒服的時候，可以想像柔和的月光或溫暖的陽光，正在照耀著身體不舒服的部位，讓那個部位的能量加強，細胞的生命力越來越旺，如此，可以達到慢慢修復的功效。但是，一定要有溫暖、祥和、平靜的感覺，這是很重要的。
2. 另一種方式則是對著剛升起的太陽做深呼吸和冥想，想像陽光進入體內不舒服的器官，把不好的氣都洗掉，然後再深深吸入新的好能量，幫助身體復原。
3. 順著胃經和脾經的路徑（如下頁附圖），由頭到腳整個按摩過一次，方向要對，不能逆向按摩。這麼做對於胃的不舒服有很好的舒緩作用，胃不好的人可以常常這麼做。

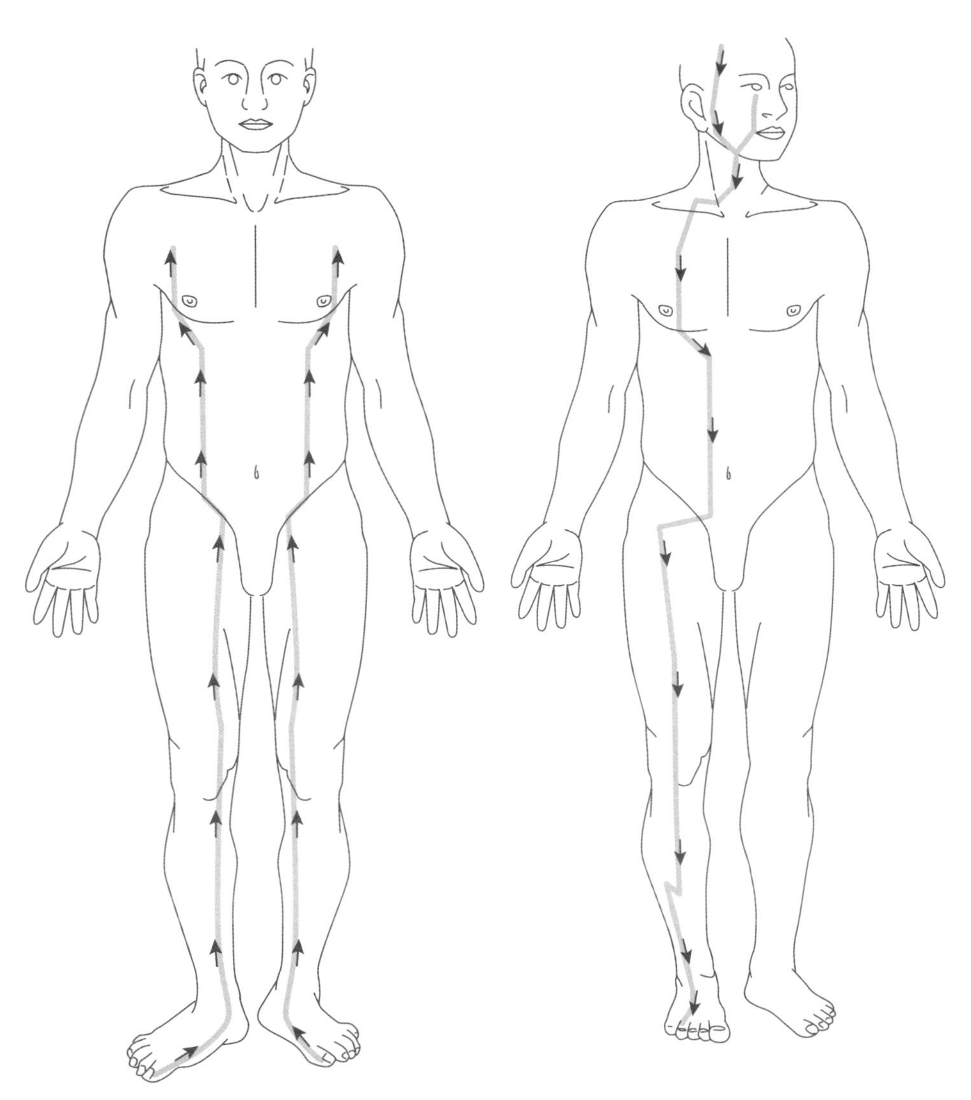

脾經：由下往上按摩

胃經：由上往下按摩

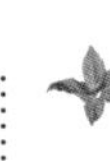

憂鬱症

憂鬱症通常都是人受到食物、環境、心理的壓力和傷害所導致。中醫的觀點是因情志不舒，氣鬱不伸，而致血滯、痰結、食積、火鬱，乃至臟腑不和所引起的種種疾病。當肝不好時，人就會變得易怒、焦躁與憂鬱；而人的情緒不好時，肝的功能也會受到影響。因為肝是人體很大的排毒器官，當肝的功能不好時，身體缺乏元氣與力量，對很多事情的看法也會比較悲觀。

對抗憂鬱症，在飲食上要盡量多吃有機食物等高能量的東西，身體會比較舒服。同時，避免惰性食物、生痰食物及較寒涼的食物，惰性食物指的是蛋、奶、肉、糖、菇、帶殼的海鮮等，生痰食物則包括糖、奶、巧克力、堅果（花生、瓜子）、油炸類食物及肉類等。進食太多惰性食物，人容易累也容易發脾氣，五臟六腑運行的效率也比較差。此外，較寒涼的食物容易傷到脾胃，一旦脾胃功能下降，容易積痰，也應盡量避免。

除了飲食的調節以外，常做畫八字（如圖示）等增強能量的運動，透過這些方式可以把人的能量調高。

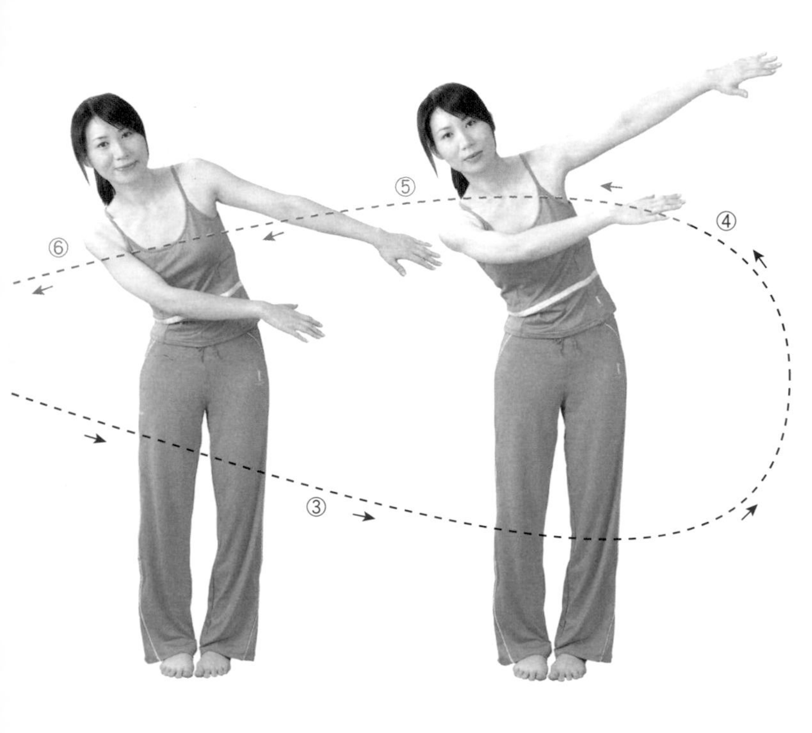

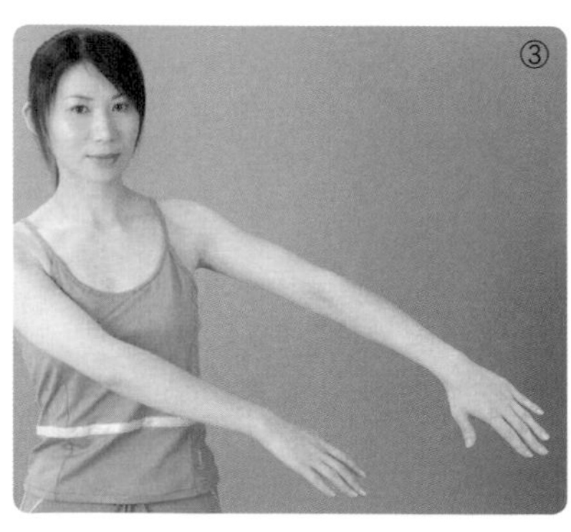

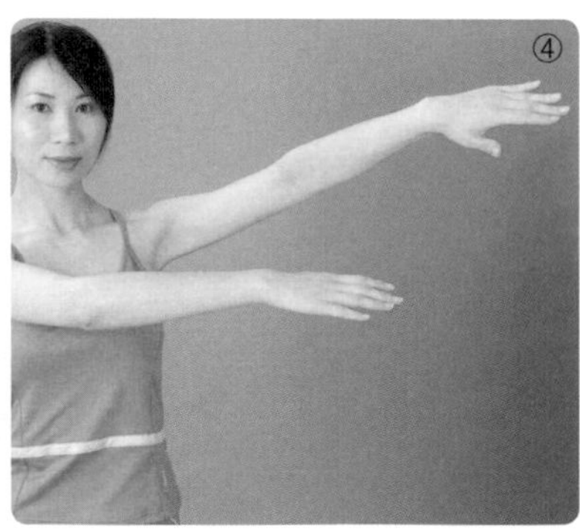

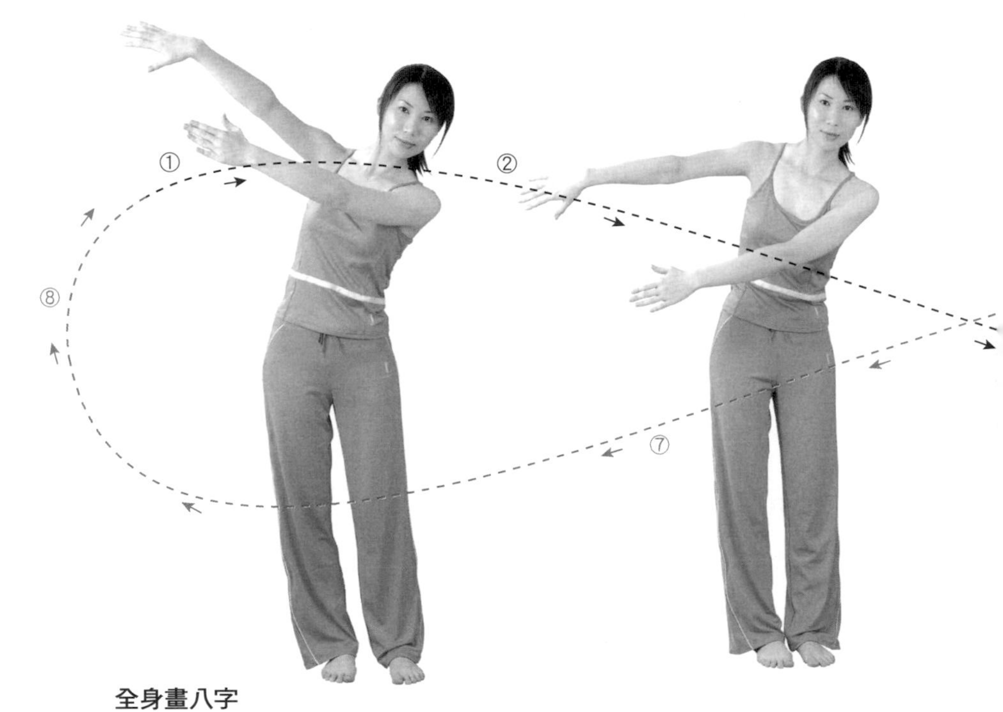

全身畫八字

由① →⑧ 畫八字來回一個循環，可藉由手臂大幅的畫八字帶動全身來運動。

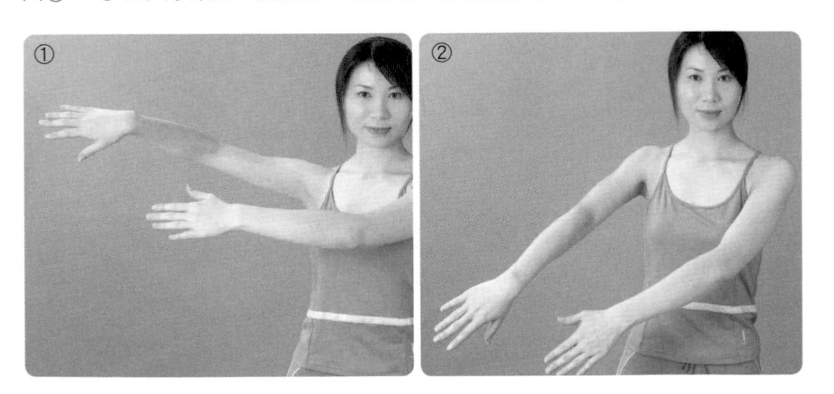

手部畫八字

動作同上畫八字來回一個循環，可單純的擺動手臂增強能量。

或者，也可常常敲打鎖骨下方的腎經（如下圖）、檀中穴（如160頁）以及脾經（如165頁），可舒緩積壓在胸前的鬱悶。

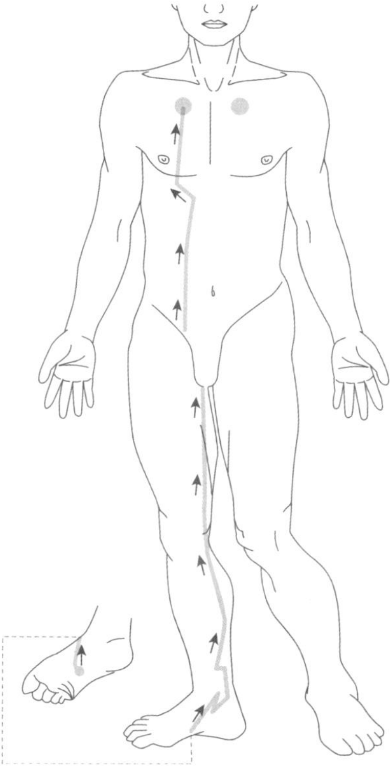

腎經：由下往上按摩

不過，以上這些方法都只是輔助而已，最重要的是要打開自己的心。因為，人會覺得很不快樂，大部分是因為太專注於自己的痛處。事實上，痛是可以轉移的。譬如，有人一忙起來就忘記痛，一閒下來才注意到自己很痛。所以，越專注在自己身上的痛處，越容易沮喪與痛苦。因此，走出憂鬱的最好方式就是把自己的問題放下，祝福他人得到快樂。

前幾年，喜馬拉雅山下貧窮的小國不丹，成為全球注目的焦點。因為，國民所得不高的不丹，竟是全世界最快樂的國家。97%的人民認為自己很快樂，這種快樂不是來自於外在物質的欲望滿足，而是來自於信仰與觀念的知足。不丹人認為真正的窮是無法再施與他人，只要有田、有房子他們就很滿足了，因為是佛教徒，不殺生，餐桌上鮮少有肉食，但他們吃青菜或乳製品一樣感到滿足。因為知足，所以容易快樂。

不丹人民提醒我們，擁有事物的多寡與快樂並不成正比，愛和感恩，才是快樂的泉源。科學研究也證明，存感謝的心對人體有很大的幫助。哈佛身心診療中心做過很多研究，台大醫院李豐醫師也在顯微鏡下看到快樂及沮喪的細胞呈現出不同的樣貌。在在證明，感恩和愛是最佳的能量與治療方式。因為，當人很快樂的時候，腦部會分泌安多酚，它是一種最佳的解除痛感的物質。人在沮喪的時候，如果缺乏安多酚，身體也會產生痛的反應。因此，幫助憂鬱病人最好的方法就是讓他擁有一顆感謝、祝福的心。

當然，對憂鬱症病人來說，轉念並沒有那麼容易，但是身邊的親友可以幫助他練習。譬如，每天陪他去做一件「讓別人得到快樂的事情」，並且讓他練習「祝福自己、祝福所愛的人、祝福身邊所有的人」，透過這樣的練習，可以將他全身的細胞活化並轉化成好的細胞。讓他肯定自己的價值。當憂鬱症病人在幫助大家得到快樂的過程中，自己也會得到快樂，而忘記自己的痛苦。

如果遇到那種無論如何也拉不回來的病人，則需要配合藥物，暫時控制病情，然後再趁著病人的狀況好轉時，透過上述的方法幫助他走出憂鬱。當病人狀況好轉時，就可以減輕藥物，慢慢地透過心念、飲食及運動對抗憂鬱。

需要特別提醒的是，在陪伴憂鬱病人走出憂鬱的過程中，千萬不要告訴病人：「你不要再想那些事情了。」、「你為什麼不正面一點？」、「你為什麼老是如此悲觀？」這樣對他並沒有幫助，因為你叫他不要想，他還是會去想而且覺得自己不被了解，對他反而造成二度傷害。其實，多說不見得是好的，只要帶他去做一些幫助人的事情，讓他自己去體會，心情自然會慢慢地開闊。據我所知，國內很多慈善團體的志工在幫助別人的過程中，體會了生命的意義，走出憂鬱，活出了自己的一片天。很多環保志工原本都有很嚴重的憂鬱症，當他們隨著親友外出做環保時，藉著清掃垃圾的過程，也慢慢地將自己心中的煩悶憂鬱一掃而空，這樣的滌清效果，比任何的抗憂鬱藥都還有效。

面對憂鬱病人，身邊的人一定要有耐心，以他們的步調一步一步地慢慢來。如同練習跑步一樣，剛開始每天跑一小段，再漸漸地增加距離與時間，久而久之，自然能夠跑得很好。此外，也可以勸他們多看一些有益的書，盡量減少外在的負面消息，接觸一些願意幫助人的群體，多管齊下，慢慢地就能夠走出憂鬱。

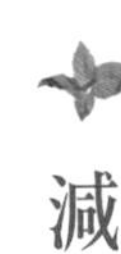

減肥

肥胖有幾種不同的情形。一種是飲食的觀念不當，不懂得怎麼吃，越吃越肥，而形成了許多慢性病。另外一種是狂吃猛吃、藉由食物來發洩的人。譬如：暴飲暴食症（Bulimia Nervosa）或厭食症（Anorexia Nervosa）。

飲食不當所導致的肥胖

坊間很多快速減肥法，常讓人越減越肥，譬如：吃肉減肥法、蘋果減肥法，減掉的只是水分和肌肉，不但容易復胖，而且胖回來的是脂肪，又更難減。很多女明星錯誤的減肥法也有點不好的示範作用，包括：吃完後催吐，不僅造成食道灼傷，牙齒的琺瑯質也被破壞，嚴重影響健康。像這些不正常的減肥法，中年以後會胖得很快，而且，健康失去以後，很難再拿回來。想要減肥的人，還是應該要從正確的飲食開始調整。

有位二十出頭的女病人，她會彈琴唱歌且譜曲，是個非常有藝術氣質的女孩。由於她參加的樂團常常練習到很晚，她養成了吃消夜及熬夜的習慣，也從此開始發胖。她從六十五公斤胖到八十五公斤，看了很多醫生，也測過甲狀腺、確定沒有異常，都找不出肥胖的原因。後來，我請她做飲食回顧，我發現她很愛喝汽水，也愛吃高卡路里的甜點、奶酪、起司及油炸類食物，她一天只需一千二百到一千七百卡的人，卻吃進三千卡的食物，難怪會發胖。

基本上，她算是很配合的病人，我請她將高卡路里的甜點去掉，以水果替代時，她都盡量做到，同時也很認真地做運動。原本一天吃三千卡的人，突然少掉將近一半的卡路里，體重也掉得很快。三個星期後，她第一次回診時非常高興地說：「我的體重不但沒有上升還能夠往下掉，這是好幾年來不曾發生過的事情了。」因為有了自信，她更加地持之以恆。一年以後，她減了二十公斤，回復到她原本六十五公斤的身材。後來，她開了演唱會，還送給我一張ＣＤ。

因為飲食失當所導致的肥胖，最好的減肥方法就是從飲食下手。有一位男病人酷愛喝可樂，不但長了很多痘痘還是個胖哥，當他終於下定決心改掉喝可樂的習慣以後，很快就瘦了下來，膚質也改善，變成一位又瘦又帥的年輕帥哥。所以，只要吃得正確，遠離精緻澱粉及油炸食物，減肥一點都不難。

缺愛所導致的飲食失調

暴飲暴食是一種病態，病人會狂吃猛吃來發洩，吃完後又吐掉；厭食症病人則是因為怕胖，變得很害怕食物，不敢碰食物。這兩種病人都會用食物來發洩情緒，但是食物會讓他們更痛苦，因為他們都很怕胖，當他們用食物來發洩情緒時，以為會有所發洩，但是越吃越胖的事實又讓他們痛苦。厭食症的病人還會強迫自己不去吃，即使吃完也會採用極度的運動方式來消耗卡路里，甚至瘦到皮包骨，既傷身又傷心。

像這種依賴飲食來填充自己的，很多都是出於潛意識的不愛自己，但是他自己沒有意識到自己不愛自己。尤其是東方人，常常對自己很嚴苛，加上父母嚴格的管教和批評，孩子常常覺得自己是不被愛的，慢慢地也變得不大愛自己，更不懂得要怎麼去愛別人。其實，這些病人很多都是「缺愛症」，想要幫助他們就必須多一點包容，少批評並無條件地鼓勵他們。由於這些病人多是心裡出了狀況而反應在飲食上，所以，應對的方法就是解開他們的心結，此時，家人、朋友的支持就顯得特別重要。剛開始，盡量買一些比較健康的食物放在家裡，當病人無法控制地大吃大喝時，至少不會太傷身。此外，不要責備他們，或說些讓他們有罪惡感的話語，盡量找出方法，轉換他們靠食物發洩的注意力，譬如，找他們一起去爬山、運動、參加社團活動或當志工，讓他們降低對食物的依賴，都是很好的方式。

我在美國時有位女病人，也是透過解開心結才治好她飲食無度的行為。這名女病人才三十歲出頭，三歲時罹患了一型糖尿病，需要靠胰島素才能存活，所以她的父母從小就控制她的飲食，不准她吃糖或小孩喜歡吃的食物。等到她成人的時候就開始狂吃猛吃，飲食完全失控，特別愛吃甜食，不僅身材非常肥胖，血糖也控制得非常差。

她來看我的時候非常沮喪，她知道她不該這麼做，卻無法控制她自己。心理醫生告訴她，這是一個代償作用，因為她小時候完全被禁止，所以她現在很想要補償。她跟我說，她非常恨她父母，因為她父母剝奪了她童年吃的自由，她現在才會出現這種想要補償的心理作用。基本上，我同意那位心理醫生給她的解釋，那的確是一個代償作用，所以她才會那麼想吃這些東西。但是，這種代償作用再加上一個憎恨的心，讓她苦上加苦，對她的病情完全沒有幫助，反而把她推到更糟糕的洞裡面去。

當時，她的平均血糖差不多在二、三百，控制得一塌糊塗。我看了她的檢驗報告後，告訴她：「依照我的經驗，病史已經有近三十年的病人，如果血糖控制得像妳這樣的話，大部分都已經洗腎、失明或截肢，幾乎沒什麼例外的。妳真的很幸運，妳父母很愛妳，為了保護妳才會這麼嚴格地限制妳的飲食。妳現在的腎臟還是很完整的，妳的眼睛可以看得很清楚，也不需要截肢。妳應該對妳的父母很感恩，而不是帶著仇恨的心。他們對妳那麼盡心地照顧，妳今天才能擁有一個完好的身體。」她聽了以後，眼淚立刻滾了下來。當她懂得了父母愛她的心，她就擁有一個比較愉快和感恩的心，也比較珍惜自己的身體，原本暴飲暴食的行為就漸漸地消失了。

心不健康，身體自然不會健康，這是相輔相成的。所以，當我們面對疾病時，除了從飲食及作息去改善以外，調養自己的心達到寧靜平和的狀態才是最重要的事情。

高血壓

高鈉低鉀，是造成高血壓的成因之一。鈉在味精、鹽、醬油、沙茶醬裡都有，幾乎任何調味品都可以找到鈉的蹤跡。鉀則多半分布在蔬菜、水果中。常外食的人攝取鈉的機率遠高於鉀，而且所攝取的食物常是高脂肪、高膽固醇，若再加上作息不當，血管會開始硬化，造成供血量不足。由於腎臟對於血壓不足或血量不足等缺氧狀態很敏感，一旦腎缺氧，就會透過腎素——血管收縮素（Renin-angiotensin system）告訴心臟：「血壓不足、氧量不足囉！趕快加壓！」此時，心臟開始加壓，造成血壓上升。因此，對於高血壓病人來說，飲食有以下幾點建議。

- **避免飽和脂肪、高膽固醇的食物**。若想喝牛奶，建議選擇低脂牛奶。
- **清淡飲食，多吃蔬菜、水果，如此就可以達到低鈉高鉀的狀態**。至於多吃蔬菜、水果是否會造成鉀攝取太多的問題？除非是腎臟病人，一般不會有高鉀的問題。

● **直接吃蔬菜、水果是最好的方式，不建議直接攝取鉀的補充品。**如果腎臟不好的人，不小心攝取了高鉀的補充品，嚴重者有可能會造成心律不整，失去性命。

● **避免外食。**若真需要外食時有三點小建議。

1. 請廚師少放一點鹽、油、味精或調味料。為了避免廚師依舊放很多的調味料，建議對方直接使用平常用量的三分之一比較保險。
2. 將菜過一下水。因為台灣的餐廳或小吃業者，大部分習慣放味精，即使特別叮嚀不要放味精，但是他們所使用的其他調味料裡面依舊含有味精的成分，將菜過個水可以洗掉人工調味料的成分。
3. 盡量去自助餐廳用餐，對於菜色及其烹調法的選擇較多。可選擇較多的青菜、清蒸或快炒的食物，避免吃油炸或滷的食物，以免攝取過多調味料。

● **控制體重，**加上適當的運動，促進血液循環。

除了飲食以外，高血壓患者常做以下兩個動作，也有助於控制高血壓。

●頭部放鬆法（如圖示）

1. 將兩手的食指、中指及無名指輕壓在眉心中間，再輕輕地往頭部兩邊做撥開的動作。
2. 撥開一遍之後，兩手順著原本的位置往頭頂方向移動，再繼續做著外撥的動作。
3. 如此反覆多做幾次按摩，直到雙手移至頭頂的百會穴，最後可延續後頸部分。

做完這個動作以後，頭部馬上會覺得很舒服。除了高血壓患者外，一般上班族工作了一整天、突然覺得頭很重的時候，使用這個方法不僅可以減緩頭昏症狀，腦袋也會比較清楚。

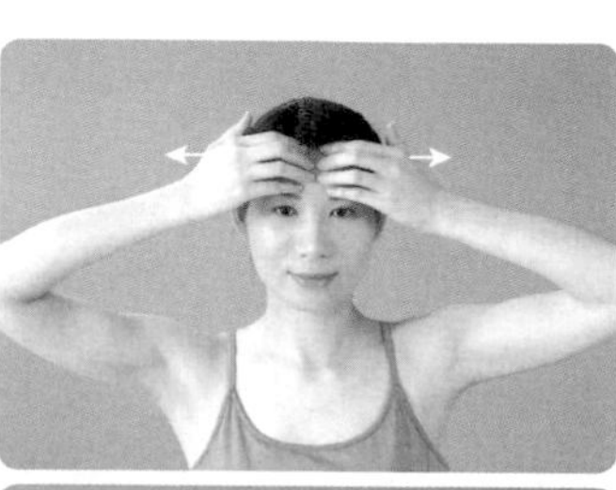

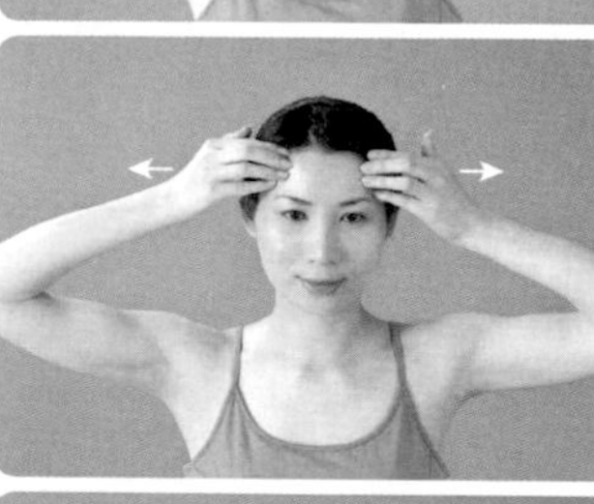

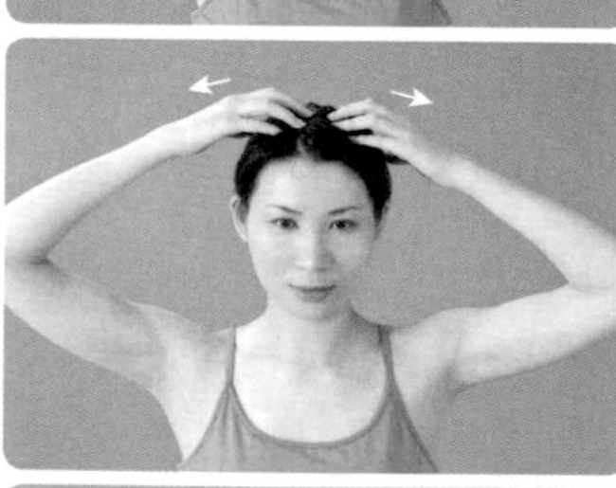

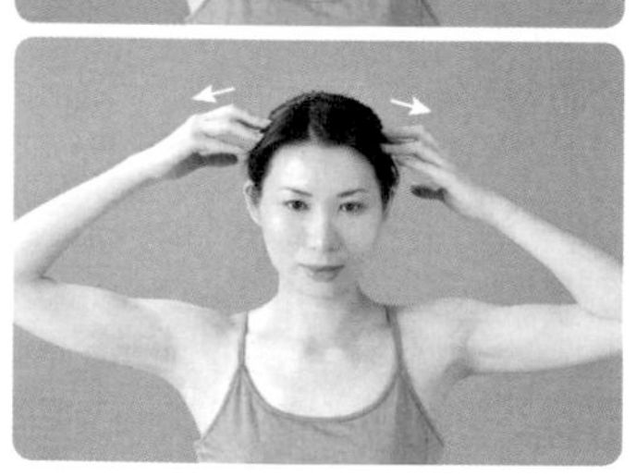

頭部放鬆法，前方

● 金雞獨立

閉著眼睛，單腳站立，另一隻腳懸空彎曲，腳底貼住另一隻腳，可以將氣往腳的方向導。（如圖示）一般來說，張開眼睛比較容易讓身體平衡，閉著眼睛比較難，所以，練習金雞獨立時身邊最好有人或支撐物，以免跌倒。做這個動作的時間沒有限制，想做就做，越久越好，若能撐個兩分鐘以上狀況就算不錯。

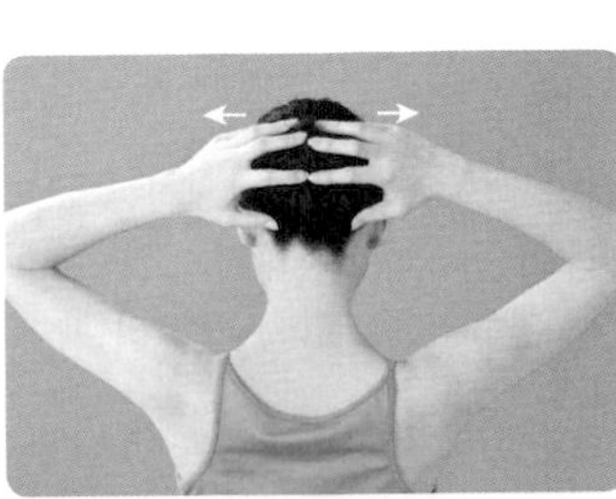

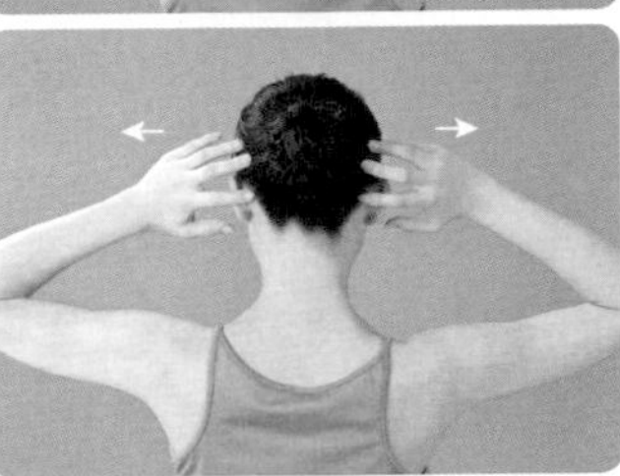

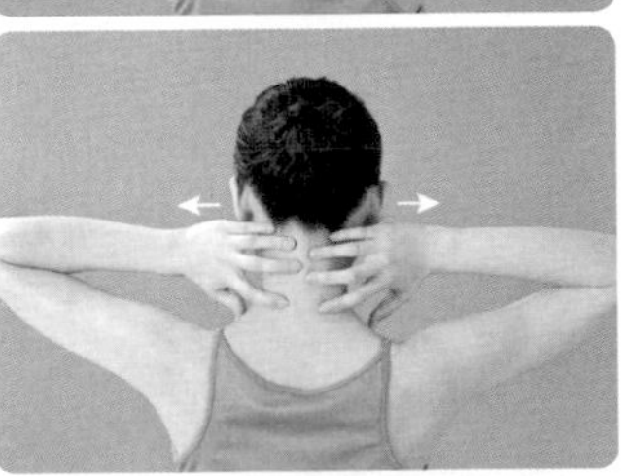

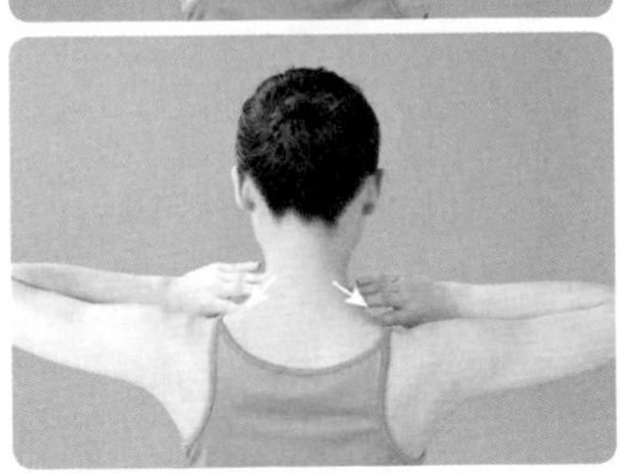

頭部放鬆法，後方

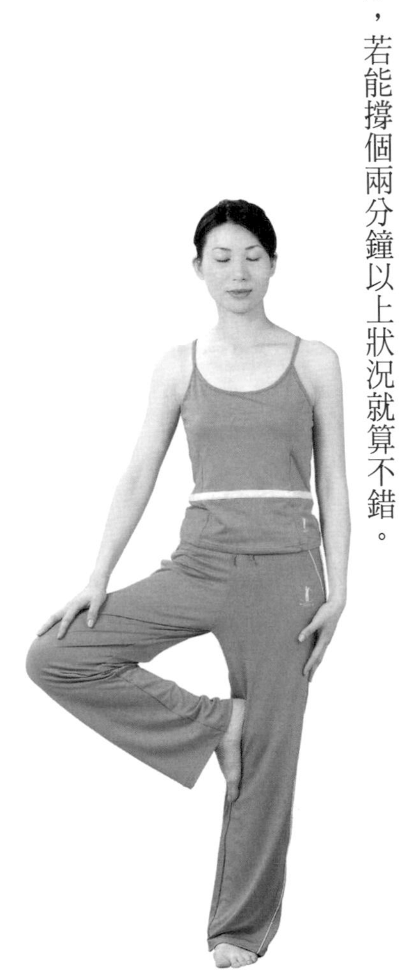

金雞獨立

腦部疾病

腦退化性疾病

包括老年癡呆、帕金森氏症、過動兒、自閉症等。以下列出幾項會影響腦部機能的有毒物質，平日應多加注意。

● 味精（Mono-Sodium Glutamate）

味精是一種腦皮質傳導物，對腦細胞、視網膜細胞及下視丘都有很不好的影響。此外，高湯、雞湯、泡麵、雞精、冷凍食品……等都有味精的蹤跡，宜多加小心留意。

● 汞

醫學報導指出，過動兒和自閉症，與汞中毒很有關係。很多台灣人認為多吃魚可以滋補孩子的頭腦，可是現在的魚類因為海洋汙染的緣故大部分都含過量的汞和其他重金屬。因此，我建議少吃魚，因為，魚除了奧米加三脂肪酸（omega-3）以外沒有其他太多的好處，但是奧米加三脂肪酸（omega-3）從亞麻籽油及微藻萃取的ＤＨＡ即可取得。此外，補牙所用的銀粉也含有汞，補牙時記得要跟牙醫強調「不要使用銀粉」，如果過去曾經使用銀粉補牙、現在想要將銀粉取出的話，建議要多加打聽，尋找有受過這種特殊訓練的醫師，因「取銀粉」是一種非常特殊的技術，若操作不當容易釋放出更多的汞。有些預防針也有汞的添加問題，美國有鑑於此，現在的預防針大部分已禁止加汞。

●鉛

有些老房子的油漆是含鉛的，也會影響到腦部。如果買到老房子，建議先檢查看看油漆是否含鉛。如果是的話，需要請專人從事「去鉛」，只有重新油漆是不夠的。

●鋁

鋁也是重金屬之一，鋁箔、烤盤、蒸籠等廚具都會用到鋁，因為它耐高溫而且不像木頭做的容易發霉，也比較便宜。有些胃藥也含有鋁的成分，還有常用來使油條較酥脆的明礬也含有鋁。有些醫學報導懷疑它跟老年癡呆症、帕金森氏症等腦退化疾病很有關係，如果家裡還有人在使用鋁鍋或蒸籠蒸粿的，請盡量減少使用。

前幾年，許多人流行吃銀杏補充品預防老年癡呆症。不過，根據最新的研究報告顯示，該補充品對於預防腦退化性疾病並沒有幫助。其實，預防之道就是少看電視、多吃蔬果，常保持心情愉快，多看書、多學習新知識、多多開發自己腦部尚未開發的領域，如此，才是預防老年癡呆症比較正確的方式。

頭痛

此外，關於腦部，一般人最普遍的問題可能是有時會出現頭痛的症狀。當然，頭痛的原因有百百種，會建議先去找醫師排除身體上可能的病因，例如血管、神經、腫瘤等，但如做了詳細的檢查後，還是查不出原因，就應考慮是否有能量（氣）不通順的問題。因為很多時候是現代人自身的心情或是壓力的影響而產生了一些負能量。所以，當能量在體內流通不順暢時，有可能會出現頭痛的症狀。其實，要讓能量移動得更順暢即可消除頭痛，以下雙手姿勢有助於減輕頭痛：

●左手的部分（如圖示1）

1. 左手指尖沿著頸椎放在脖子後方。
2. 小指指尖放在第一頸椎處。
3. 其他手指沿著頸椎依序排放在頸椎上，如放在鋼琴鍵盤之上。
4. 大拇指自然下垂，不要接觸身體或脖子。

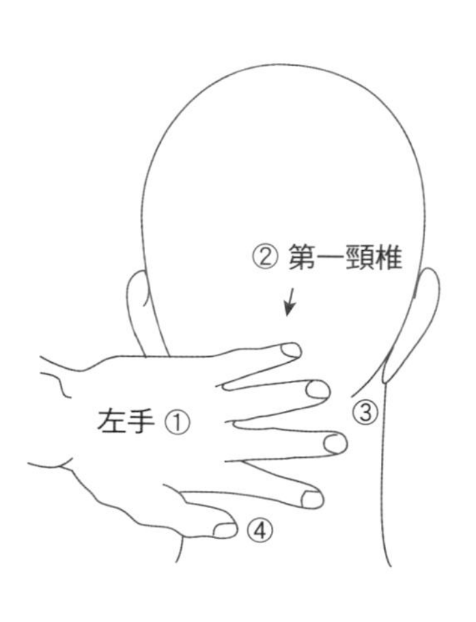

圖示1